朝日新書
Asahi Shinsho 456

折れない自信をつくる
シンプルな習慣

心屋仁之助

朝日新聞出版

はじめに

こんにちは。心理カウンセラーの心屋仁之助と申します。

この本を手にとっていただき、ありがとうございます。

僕は、現在、心理カウンセラーとして京都を中心にセミナーを行ったり、こうして本を書いたり、テレビ番組に出演させていただいたりしています。

いろんな人に出会い、たくさんの悩み相談をさせていただいてきました。

親子関係や夫婦関係のこじれ、職場や学校での人間関係の問題、仕事の成果や将来の不安なども含め、それはもうさまざまな悩みごとがありました。

ですが、どんな悩みであれ、結局のところその根本にあるのは、たった一つなんじゃないかなぁと最近つくづく思うのです。

その〝たった一つ〟が「自信がない」ということです。

もちろん「自信がない」という直接的な悩みのある人もそうですが、たとえば、才能のある人や、社会的に成功しているような人でも、根っこに「自信がない」と、いつも何かにおびえたり、不安に思ったり、イライラしたりしてうまくいかないんです。身の回りに問題と思うような出来事が起きたりするのです。

これは、性別、年齢などいっさい関係ありません。芸能人であろうと、一般人であろうと、経営者であろうと、サラリーマンであろうと、同じです。

では、「自信がない」という状態から抜け出し、「自信をつける」ためにはどうしたらいいと思いますか?

「成果を上げる」「小さなことでいいから成し遂げる」「数字を上げる」「難しい試験に合格する」など、「結果を出すこと」で自信をつける。

あるいは、「苦手なことを克服する」「やれないことをやれるようになる」など、「できる人になること」で自信をつける。

だから自信をつけるために、くじけないで、弱音を吐かないで、あきらめないで、がんばる、努力する。

そう思っていませんか？

少なくとも、僕はずっとそう思ってきました。だから、自信をつけるためにがんばってきましたし、努力してきたんです。

僕は、心理カウンセラーになる前、20年近く大手の運送会社でサラリーマンをしていました。40代になってから心理カウンセラーとして独立したという、脱サラ心理カウンセラーなのです。

サラリーマン時代の僕は、がんばって、努力して、「結果を出すこと」や「できる人になること」によって、自信をつけようとしてきました。

でも、「上には上がいる」と知ったとき、あるいは実績が落ちたり、自分よりも別の人がいい評価を受けたり、もしくは、上司から叱られたり、他人から否定されたりすると、とたんに、積み上げてきた自信は、一斉に音をたてて崩れ落ちました。

積み上げては崩れ落ちる、崩れ落ちては積み上げる、の繰り返し。つらい経験を何度もしてきたように思います。

そんなつらい経験を何度も重ねてきて僕が気づいたのは、**「その自信のつけ方は間違っていた」ということ**です。

「結果を出すこと」「できる人になること」で自信がつくと僕は思っていました。これは、「理由付き」「条件付き」の自信です。

「人に負けない結果を出したから、自信がついた」

「人よりできたから、自信がついた」

と「理由」があります。

「結果を出せば、自信がつく」

「できれば、自信がつく」

と「条件」付きです。

でも、**こうした「理由付き」「条件付き」の自信は、理由がなくなったら、条件がな**

くなったら、自信もなくなってしまいます。

つまりは「折れる自信」なのです。

では、「折れない自信」とは、どういうものでしょうか。

僕は〝自信〟って「自分を信じること」だと思っています。

でも、その自分は、「誇らしげな実績のある自分」や「仕事ができる自分」、「他人から認められる自分」ではありません。「素のままの自分」です。

もっと言えば、「結果を出せない自分」「できない自分」「ダメな自分」「情けない自分」も含んだ「ありのままの自分」「素のままの自分」、そういう自分を信じる。

「ありのままの自分」「素のままの自分」を信じることで自信がつくのですから、理由や条件なんて必要ありません。だから、理由や条件がなくなっても、自信はなくならないのです。

これが、「折れない自信」です。

僕が思う「本物の自信」です。

この「折れない自信」をつくるのは、難しくありません。シンプルです。

だって、ありのままの自分を、素のままの自分を、ただ、信じればいいだけですから。

条件も理由もとっぱらって、「失敗する自分」でも、「間違う自分」でも、「低い評価を受ける自分」でも、「嫌われる自分」でも、とにかく自分を信じる。


ただ、それだけですから。


でも、これを「難しい」「できない」という人がいます。

それは、失敗したら、間違ったら、低い評価を受けたら、嫌われたら、「自分はダメだ」「自分には価値がない」と思い込んでいるからです。

だから、ありのままの自分、素のままの自分を信じるために大切なのは、「失敗してもいい」「間違ってもいい」「低い評価を受けてもいい」「嫌われてもいい」という勇気や覚悟なのかもしれませんね。


失敗する覚悟。間違う勇気。低い評価を受ける覚悟。嫌われる勇気。

ただ、この勇気や覚悟をもつのには、ちょっとしたきっかけや、背中を押してくれる存在が必要です。

本書が、そのきっかけや背中を押す存在になればいいなと思っています。

いつも心のどこかで自分はダメだ、自分が嫌い、自分には価値がないと思ってしまう、自信がない人へ。
自信満々で、「自分はすごい」「自分はできる」と思っていても、何かの拍子に、それが崩れて、自信が折れてしまう人へ。

僕自身が「僕の自信のつけ方は間違っていた」と、そう気づいてから、もがきながら、手探りで、試行錯誤しながら見つけた「折れない自信のつくり方」を本書でお伝えできればと思っています。
自分らしく、堂々と、輝きながら働くことができるきっかけになれば幸いです。

2014年3月

心屋仁之助

折れない自信をつくるシンプルな習慣　目次

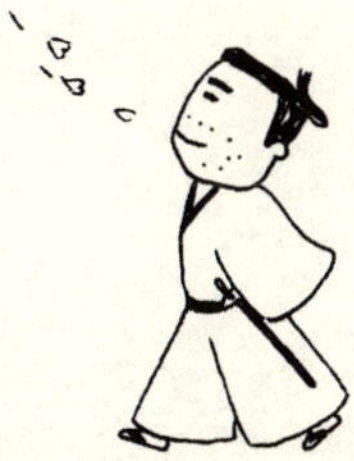

2章 いつもなんだか「自信がない……」という場合

3章 自信がついたはずなのに、うまくいかないとき

4章 へこんで、落ち込んだときの処方箋

5章 ゆっくりでいい、自信を育てる

6章 自分を信じて生きるために大切なこと

本文イラスト　坂木浩子

1章

「折れる自信」と「折れない自信」

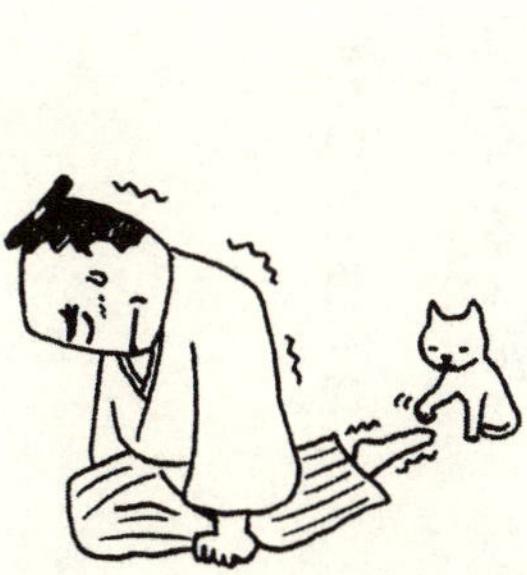

「自分はダメな人間だ」「何をやってもうまくいかない」と自信がもてない人がいます。

一方、自信たっぷりに見えても、ふとしたことで「もうダメだ」と落ち込んだり、積み上げてきた自信が折れてしまう人がいます。

なぜ、「自信がある人」と「ない人」がいるのでしょう。どうして「自信たっぷり」だったはずなのに「折れてしまう」のでしょう。

「折れない自信」とは何なのでしょうか。

自信がない人は、「自身」がない

「自信がない人」って、世の中にはたくさんいます。

「仕事をしていても、いつもどこか自信がもてない」
「何をやっても、どこの職場でも、うまくいかない気がする」
「上司や同僚に怒られないか、間違いを指摘されないかとビクビクする」
「がむしゃらにがんばって一番の売上を達成して、一時は自信がついても、今度はいつ落ちるかを考えると不安でしかたない」
「実績を上げても、目標を達成しても、『これでいいのか』とあせる自分がいる」

このように、「自信がない人」の性格や状況や抱えている思いは人それぞれです。

でもね、**僕が相談に乗ってきた方の「自信がない」という話をよくよく聞いてみると、「自分には価値がない」と思っている――たいていが、こういうことなんです。**

自分の「価値」が「ない」って思っているのです。

では、その「価値」を決めるのは誰でしょう？

上司やクライアント？　まわりの人？　「他人」だと思っていませんか？

僕はサラリーマン時代、「自分の価値」を決めるのはずっと「他人」だと思っていました。上司やクライアント、同僚などの「他人」が評価してくれたり、ほめてくれたりしたら、自分には価値があるんだと思っていたんです。だからこそ僕は、上司やクライアント、同僚などの期待に応えようと、ほめられようとがんばってきました。

でも、期待に応えられることもあれば、当たり前ですが、がんばってもがんばっても、応えられないこともありました。ほめられるときもあれば、やってもやってもほめられないときもありました。

期待に応えられない、ほめられないと、「まだ、がんばりが足りない」「もっと、がんばらなくちゃ」と、さらにがんばろうとしていました。

「相手に認めてほしくて」走り続け、「認められてうれしくて」走り続け、「認められなくなるのが怖くて」走るのをやめられませんでした。これは、本当にしんどかった。

でも、ある日、これまで自分が思い込んでいたことを「それ、本当かな？」と疑ってみたのです。僕の価値を決めるのは「他人」なのだろうか、と。本当に自分には価値がないんだろうか、と。

すると、気づいたんです。

自分の価値を決めるのは、「他人」だと思ってがんばってきたけれど、でも、自分が一番、自分を評価していなかったということに。

自分で自分を「価値がある」と思ってないのに、「素晴らしい」と思ってないのに、他人に対して「価値があると思ってよ」「素晴らしいと思ってよ」と求めていたんだということに。

サラリーマン時代の僕のように、「他人から」認められることばかり考えている人は、「他人」の評価という視点があっても、「自分」という視点がありません。

自分の評価や価値を、すべて「他人」基準に委ねてしまっている。

「自分」ではなく「他人」という軸を中心に生きてしまっている。

つまり「自分がない」のです。

僕はこの状態のことを、「〝自身がない〟から〝自信がない〟」と表現します。

僕は、自信って「自分を信じること」だと思っています。自分で「自分には価値がある」と信じること。自分で「自分は素晴らしい」と知ること。

これが僕のいう「自信」です。

「自信がない」という人は、「他人から」いいと言ってもらわないと、いいと思えない。

「他人から」価値があると認めてもらえないと、価値があると認められない。

「他人から」素晴らしいと信じてもらえないと、素晴らしいと思えない。

そんな人生を生きてしまっているのです。

僕もそうだったから、すごくわかります。

「折れない自信」をつくるためには、まず、このことを知っていただきたいな、と思います。

「自分には価値がある」と思って生きているか

サラリーマン時代の僕は、自分では「自分には価値がない」と思っていました。だから、「他人の評価」や「他人の目」を気にしていました。

すると会社内でどうするかというと、他人の評価や評判がものすごーく気になって、それを必死で上げようとします。自分の実力を示そうとします。結果を出そうと一生懸命になります。それで、認められたときはすっごくうれしくなります。

でも、結果が悪いと、けなされると、一瞬で落ち込んで自信が消え去ります。もう、一瞬ですね。でも、やっぱり認めてほしくて、がんばろうとあがきます。

あるいは、認められたいけど、思ったよりも認めてもらえない場合、見捨てられないよう、ダメなやつだって言われないよう、まわりの空気を読もうとします。びくびく様子をうかがいます。

一方、当時の僕とは違って、「自分には価値がある」「自分は素晴らしい」と信じている人だったらどうでしょうか。

他人の評価や評判に振り回されません。「評価を上げたい」と思ってがんばるかもしれませんが、自分を押し殺してまでといったような無理はしません。上司や会社からの評価が高くても、その実力を誇示しようとはしません。

がんばって結果が出たときは、素直に「うれしい！」と思いますが、思うような結果が出せなくても「しょうがない。次がんばればいい」と思えます。けなされても、「まぁ、そう思う人もいるよね」と深くは気にとめません。批判されても、むしろ「次に挑戦するときの参考にしよう」と思ったりします。

つまり、**「自分には価値がある」と思っている人と、「自分には価値がない」と思っている人とでは、とる行動が自然と違ってくるということです。**

これは、会社内のことであっても、学校でも、家庭でも、どんな場面でも同じです。「自分には価値がある」という「肯定の前提」で生きている人と、「自分には価値がない」という「否定の前提」で生きている人。

両者のとる行動は、まったく異なってきます。

「自分は好かれている」「自分はうまくいく」「自分には価値がある」「自分は素晴らしい」という「肯定の前提」でとる行動。

「自分は嫌われている」「自分はうまくいかない」「自分には価値がない」「自分は素晴らしくない」という「否定の前提」でとる行動。

「否定の前提」で生きるのか。「肯定の前提」で生きるのか。

人生が変わってくると思いませんか？

ありのままの自分を、ただ、信じる

僕は以前、「実績を積めば自信がつく」と思っていました。

〝他人から〟「すごい」「素晴らしい」と言われる「実績」や、売上や目標を達成して、〝他人から〟評価されることで積むことのできる「実績」です。

でも、実績を積んでも、なかなか自信はつきませんでした。

なぜなら、実績を積み上げても、そのなかの一つを〝他人から〟否定されると、積み上げてきたタワーがそこからぽきっと折れたからです。

でも、それって実は当たり前のことだったりするんです。だってもともと〝他人から〟もらった自信なんですから。

他人から認められることでつく自信は、他人から認められなくなったら、なくなってしまうんです。これは「折れる自信」なんです。

では、「折れない自信」とは、どういうものでしょうか。

僕は、「はじめに」で、自信って「自分を信じること」だとお話ししました。その信じる「自分」というのは、「誇らしげな実績のある自分」や「仕事ができる自分」、「他人から認められる自分」ではなく、「実績のない自分」「できない自分」「他人から認めてもらえない自分」だとも。

つまり、実績があってもなくても、できてもできなくても、よくても悪くても、「素のままの自分」「ありのままの自分」を信じるのが「自信」なのです。

「素のままの自分」「ありのままの自分」を信じるのですから、実績を積む必要もありませんよね。積んだりしないのですから、折れることもありませんよね。

これが僕のいう「折れない自信」です。

本物の自信って、

「積み上げた実績」「残した結果」よりも「何もない自分」にOKを出せるかどうか、「ありのままの自分」を「素晴らしい」「価値がある」と、ただ、信じられるかどうか、
だったりするのです。

バカになれ、おめでたいヤツになれ

「自分のことを自分で『素晴らしい』と思うなんて、そんな根拠のないことはできない」と言う人がいます。

あるいは、「他人が私のことを素晴らしいと思ってないのに、私がそう思うのは恥ずかしいし、不安で怖い」と言う人がいます。

でもね、自分で自分のことを「素晴らしい」と思ったって、誰にも迷惑かけません。誰かを傷つけることもありません。時間もお金もかかりません。しかも、ノーリスクです。

だって、ただ、「自分は素晴らしい」と信じるだけ、なんですから。

しかも、**「自分は素晴らしい」と思っていると、他人に認められたくて必要以上にがんばることもありません。実績をつくりたくて、無理を重ねることもありません。**

ほめられたら、素直に「うれしい！」と思うし、けなされても、悪口を言われても「悲しい、けどそういうこともある」と立ち直れます。

だって「自分は素晴らしい」んですから。

このように、「自分で自分のことを素晴らしいと思う」ことで得られるものは大きいのです。

思うのは簡単でノーリスクなのに、結果は、ハイリターンなのです。

え？ それでもまだ、「自分は素晴らしい人間」って思えないって？

考えてもみてください。

「自分は素晴らしい人間だという根拠」もないだろうけど、「自分は素晴らしくない人間だという根拠」も、実はあんまりないんですよね。

どっちにしろ、単に「思い込み」って世界だったりするんです。

だったら、「自分は素晴らしい人間」って思ったほうが得だし、楽しいって思いませんか？

どうせ、思い込むんなら、いいほうに思い込むほうが幸せに生きられるんです。

どうせ、カン違いするなら、ハッピーなカン違いをしてほしいんです。
まずは、「自分は素晴らしい」とカン違いする。

よく、「バカになれた人が、一番幸せ」と言います。

不幸に気づかないほどのバカ。なんでも、いいほうに取ってしまうバカ。嫌われてても気づいていないバカ。まわりになんて言われようと、気づかないバカ。

「おめでたいヤツ」と言ってもいいかもしれません。

でも、そんな「バカ」が一番幸せなんだと思います。

赤ちゃんは「おっぱいを飲む自信がない」なんて思わない

よく「自信がない」という言い方をしますが、僕は自信って、「ある」とか「ない」ではなく、「もともとある」のに「失うもの」ではないかと思います。

生まれたばかりの赤ちゃんが「私、ママのおっぱいを飲む自信がない……」なんて思うでしょうか？

思わないでしょう。

でも、大人になるにつれて、たとえば、「もっと上手におっぱいを飲める人がいる」といったふうに人と比べて、自信を失ってしまったり。

「そのおっぱいの飲み方おかしい」と否定されて、「あ、私っておかしいのか」と自信を失ってしまったり。

こんなふうに、人はそれぞれ誰かと比べたり、誰かから否定されたりするなかで、

「自分はできる」「自分はいい」という自信が「もともとある」のに、「失ってしまう」のだと思います。

昔、ヨガを始めてしばらくたったころの妻に対して、僕は「すごい、身体柔らかくなったなぁ」と言ったことがありました。ヨガを始める前までは、ものすごく身体が硬かったことを知っていたからです。

そしたら、妻は「まだまだ柔らかい人、いっぱいいるもん」って答えました。

そりゃあ、そうです。「柔らかい」だけだったら、世間でヨガをやっている人、教えている人のなかには、もっともっと柔らかい人はいるでしょう。

きっと、僕も妻も昔はそうやって、誰かと「比べる」ことで、自信を失っていたんでしょうね。

ちなみに今、妻は身体が硬い人のためのヨガを楽しくやっています。

「ダメと言われた」からといって、「ダメな人間」ではない

たとえば、仕事でやりたかったプロジェクトのメンバーに選ばれなかったことがあったとします。

「選ばれなかった」という否定の「事実」。もちろん残念だし、悔しいし、落ち込むし、悲しい気持ちになるのはよくわかります。

でもね、**「事実」と「私の価値」を重ね合わせないでほしいのです。**

「私」は、確かに「選ばれなかった」のかもしれない。

でも「私」は、「選ばれなかったことはあるけれど、選ばれない人間ではない」ということ。

「選ばれないという経験はしたことはあるけれど、選ばれない『ような価値の』人間ではない」ということ。

ここを「知る」必要があります。

価値があるのに、選ばない人もいる。価値に気づかずに、選ばない人もいる。「その時の価値」で捨てざるを得ないときもあるのですから。

けれども僕たちは、これに気づかずに、ついうっかり、混同しがちです。

「お客さんの前であんな話し方したらダメだろ」「そんな仕事のやり方をしていたら、うまくいくもんもいかないよ」と上司や同僚から否定される。

そういうことが重なると、「話し方」や「仕事のやり方」の話だったはずなのに、それができない「私」がダメだと思ってしまう。

やがて「私ってダメな人間だなぁ」と深く落ち込んでしまう。

「ダメと言われた」事実から、「私はダメな人間」とカン違いしてしまう。

「事実」と「私の価値」を混同してしまったりするのです。

「ダメと言われた」事実はあるにしても「ダメな人間」ではないのです。

「できなかった」出来事はあるにしても「できない人間」ではないのです。

「ダメと言われた」経験はあるにしても「ダメな人間」ではないのです。

そういう「出来事」があったからといって、そういう「人間」にならなくていい。
そういう「経験」をしたからといって、それを「すべて」にしなくていい。
「出来事」と「自分の価値」は関係がないのです。

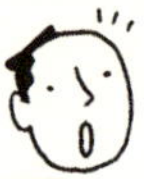

■1章　まとめ■

◎自信とは、「自分を信じること」。自分で「自分には価値がある」「自分は素晴らしい」と気づく。

◎ダメでも、情けなくても、ありのまま、そのままの自分を「価値がある」「素晴らしい」と信じてみる。

◎自分には「価値がある」と肯定的に思っている人と、「価値がない」と否定的に思っている人とでは、行動が違ってくる。

◎たとえ、「ダメと言われた経験」があっても、「ダメな人間」ではない。「経験」と「自分の価値」は関係ないと知る。

◎がんばって実績を積むことでつく自信は、「折れる自信」。ありのままの自分を信じる自信は、条件も理由もいらない。だから折れない。

2章

いつもなんだか「自信がない……」という場合

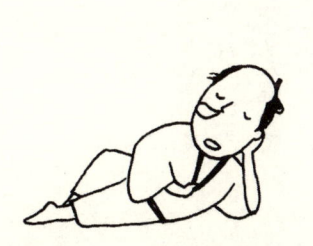

「なんだかいつも自信がないなぁ」と思っている人、「何をやってもうまくいかない」「どうせ私なんか」と卑下している人がいます。

そういう「自信のない人」って、案外、カン違いやすれ違いで「自分はできない人」「自分はダメな人」と思い込んでしまっただけだったりします。本当は、もっと素晴らしいのに……。

本章では、まず「自信がない」と悩む人に足りないものについてお話ししていきたいと思います。

「どうせ出世する」と思っている人の行動から学ぶ

この間、ある飲食店で面白い会話を聞きました。若い大学生の集団でした。そのうちの一人の男子学生がどうやら終電をのがしてしまったようです。そこで別の男子学生が言いました。

「タクシー代、貸すよ。返すのは出世払いでいいから」

「おお～太っ腹！」とまわりから驚きと冷やかしの声があがります。そしたら、その彼は続けて、

「これくらい、いいんだよ。どうせ俺、出世する人間だから」

と笑いながら言いました。

この会話を聞いていた僕は、「最近の学生はお金があるなぁ」とか、「まだ働いてもないくせに、生意気な学生だな」と思った……わけではありません。

「俺は出世する人間」と思っている（前提の）人と、「俺は出世しない人間」と思っている（前提の）人では、とる行動が全然違うなぁと感じたんです。

この彼は、まだ大学生のようですから、確たる実績があるわけではないでしょう。でも、「俺はいつか出世する」と、ある意味では〝理由なく〟自分を信じているわけです。

そう自分を信じているから、人にためらいなくお金を貸せるのです。

これが、「俺はどうせ出世しない」と思っていたらどうでしょう。

出世払いでいいよ、と人にお金を貸せるでしょうか。

理由なんかなくていいから、「自分は出世する人間」と思うこと。根拠なんてなくていいから、「自分は素晴らしい人間」と思ってみること。

「肯定の前提」で行動するのか、「否定の前提」で行動するのか。

「前提」の違いって大きいなぁと、あらためて感じた出来事でした。

「自分はダメ」というカン違いに気づく

僕の知り合いで、自分の人生をずっと「自信がない」と感じて生きてきた女性がいます。心のどこかで「自分には価値がない」「自分なんてダメだ」と思ってきたそうです。

なぜ、彼女は自信をなくしてしまったのでしょうか。

その女性には3歳上のお姉さんがいました。お姉さんは、とっても頭がよかったのだそうです。お姉さんは、中学時代、ずっと学年で一番の成績でした。

一方、妹であるその女性は、クラスで上位5人に入るくらいの成績でした。ただ、お姉さんのように学年で一番をとったことはありませんでした。

親が「お姉ちゃんは、また一番だって。すごいね」とお姉ちゃんをほめると、「どうせ私は一番じゃないから」と思います。

「あなたも、もう少しがんばりなさいよ」と親から励まされると、「私なんか勉強してもお姉ちゃんにはかなわない」と思います。

お姉さんと比べていくうちに、しだいに彼女は、どんどん「自分はダメだなぁ」と思っていきました。

で、そのうち、「勉強ができない自分はダメなんだ」と思うようになってしまった。

「勉強ができない」だけなのに、「勉強ができない自分がダメだ」と思うようになってしまったんです。

しかも「勉強ができない」っていっても、「お姉さんと比べて」できないだけです。

彼女は彼女で十分、クラスの子からは「勉強のできる子」だと思われていたのに。

お姉さんと「勉強」で「比べる」ことをしなければ、失わなくてよかった自信でした。

なのに、**何度も「比べる」ことで、彼女は「自分はダメだ」「自分には価値がない」と自分をカン違いしてしまったのです。**

そうなると、彼女がスポーツができたとしても、「スポーツができても意味ないもん」と、自分の長所まで見えなくなってしまうのです。

もともと「自分は素晴らしい」という自信があったのに、それを失ってしまう。

「自分はダメ」と、いじけて卑屈になってしまう。

これは、家庭などの狭い世界で、きょうだいなどの身近な存在と「比べられる」から、「否定される」から、だったりします。

だから、**もし、あなたが「自信がないな」「自分なんてダメだ」と「否定の前提」で生きてしまったように感じたなら、「それはカン違い」と気づいてほしいのです。**

「比べられた」ことや「否定された」ことで「自分はダメだ」「自分には価値がない」とカン違いしてしまっただけ、ということなんです。

親から言われた「ダメ」に反発してみる

僕たちは、親から「部屋が汚い子はダメ」「親の言うことを聞かない子はダメ」「明るい返事ができない子はダメ」「勉強ができない子はダメ」「友達と仲良くできない子はダメ」「宿題をやらないで遊びに行ってしまう子はダメ」とたくさんの「ダメ」を言われて育ったりします。

でもね、親が「ダメ」と否定することは、案外「いいかげん」なんです。

親が「ダメ」ということは、「親の価値観に合っていないだけ」だったりします。

片付けられた状態、整理整頓された部屋が好きな親は、子どもに「片付けられない子はダメ」と言います。でも、多少散らかっていても気にしない親は、子どもに「少しくらい乱雑なほうが、子どもらしくていい」なんて言ったりします。

親の価値観や考え方しだいで、叱られたり、叱られなかったりするのです。

あるいは、**親の「ダメ」って「気まぐれ」だったりもします。**

大人にとって「都合の悪いこと」を、親は「ダメ」って言っていることもあるのです。

ふだんは「片付けられない子はダメ」と言っても、機嫌がいいときは「しょうがないなぁ」と片付けてくれたり。機嫌が悪いと、ちょっとものをしまい忘れただけでも「片付けなさ〜い！」って怒ったりして。

もしくは、**親の「ダメ」って「愛情」だったりします。**子どものことを思ってのことだったりもするのです。

「片付けが下手だと学校で困るかもしれない」「大人になってからも困るかもしれない」、そう思って「片付けなさい。出したものは元の場所にしまわなければダメでしょ」と子どもを叱る。

わが子が大人になって困らないように、うまく生きていけるように、心配して言っていることだったりします。

だけど、子どもにとって親の存在は大きいから、親のことが大好きだから、親の「ダメ」を必要以上に大きく受け取ってしまうことがあるんです。

親の「ダメ」って、ダメでなかったり、単なる気まぐれだったりするのに。
ためしに、あなたが小さいころに親が言っていた「ダメ」を思い出してみてください。
で、「それって本当？」と自分で自分に問うてみてください。
そして、その反対のことをしてみてください。
意外に大丈夫です。
幸せに生きていけるって、気づいたりしますよ。

言うことを聞きすぎるのは、好きだから

シングルマザーのお母さんに育てられたトシオさん（仮名）という男性がいます。彼は幼いころ、用事があって夜に一人で買い物にいったところ、お母さんから次のように注意されたことがあったそうです。

「近所の人が夜にあなたが一人でいるのをみて、非行に走ったんじゃないかってお母さんに注意してきたわよ。夜に出歩いちゃダメでしょ。近所の人や、世間の目があるから、いつでもちゃんとしていなさい」

トシオさんはそれ以降、「誰も見てないように思えても、誰かが見てるんだから、いつでもちゃんとしなきゃ」と思うようになりました。その一方で「いつも誰かが自分を見張ってるんじゃないか」と周囲をうかがうようにもなっていきました。

それは大人になった今も続いていて、いつもどこかで見られていると思うとビクビク

してしまう、緊張してしまうのが悩み、とのことでした。

トシオさんのお母さんは、きっとトシオさんのことを思って「世間の目があるから、いつでもちゃんとしていなさい」と言ったのでしょう。お母さんはお母さんで、「女一人で子どもを育てるんだから、立派に育てないと」という気負いもあったのではないでしょうか。

でも、トシオさんは「世間の目があるから、いつでもちゃんとしてなさい」というお母さんの言葉を、「世間から見てちゃんとしていないと、お母さんから愛されない」「世間から見てちゃんとしないと、自分はダメなんだ」とカン違いして受け取ってしまった。

しかも、カン違いをこじらせて、大きくしてしまい、大人になってからも「誰かが見てるんだから、いつでもちゃんとしなきゃ」「いつも誰かが自分を見張っているんじゃないか」なんて思うようになってしまった。

やがて、臆病で緊張しがちな性格を悩むようになってしまったのです。

なぜ、トシオさんはカン違いをこじらせて、大きくしてしまったのでしょう。

それは、「お母さんが大好き」で「お母さんを困らせたくなかった」からです。

トシオさんは、シングルマザーで苦労して育ててくれているお母さんを少しでも楽にしてあげたかったのでしょう。

「お母さんを助けよう」「お母さんの負担にならないようにしよう」とした。そして、自分なりにできることを一生懸命探したんです。

そのなかの一つが「お母さんの言葉をしっかり守ること」だった。

お母さんが大好きで、お母さんを助けたかったから、人一倍、自分なりにできることをがんばった。その結果、お母さんの言葉を人一倍カン違いして受け取って、こじらせてしまったんです。

こういう場合、トシオさんの悩みを解決するのに大事なのは、

「お母さんの言葉を守らなくても、お母さんは、もう困らない」

「お母さんの言葉を守らなくても、自分は見捨てられない」

「もう、お母さんの言葉をしっかり守らなくてもいい」

これに気づくことだったりするんです。

学校で教わった「正解」を疑う

自分で自分を信じるという意味での「自信」、「折れない自信」は、もともともっているのに、他人から「比べられる」「否定される」ことで失っていくとお話ししてきました。

「比べられる」「否定される」という意味で大きい存在が、「学校」です。

学校では、たくさんの「正解」を教えられます。間違うと怒られたりします。

ええ、僕も怒られました。

宿題やってこなかったでしょ、と言われて怒られます。

好き嫌いなく食べないとダメでしょ、と言われて怒られます。

隣の女の子いじめちゃダメ、なんて言って怒られたこともあります。

あるいは、かけっこで順位をつけられます。

国語で算数で、テストを受けて、点数をつけられます。１００点は「えらい！」、40点だと「情けない……」って。

学校って、ある意味、たくさん「比べられる」「否定される」場所でもあるんです。

そのとき、「比べられた」「否定された」ことを、「自分自身そのものを否定された」ように、大きく受け取ってしまうから、自信を失ってしまうんです。

「国語で30点」を先生はつけたけど、あなたに30点をつけたわけじゃないんです。

小学生のころ、「落ち着いて勉強できるか」や「片付けができるか」の項目に先生が「×《バツ》」をつけたからって、あなた自身に「×」をつけたわけじゃないんです。

小さいころの成績表が手元にあったら、見てみるのもいいかもしれません。

そして、「僕は40点をとったけど、僕が40点なわけではないんだ」って。

「落ち着きの項目に『×』と書かれたけど、僕自身に『×』がつけられたわけではないんだ」って。

声に出してみたら、世界変わるかも、ですよ。

問題は、自分自身のなかにある

「問題」が起きたとき、自信のある人は、冷静に落ち着いて解決することができます。

一方で、自信のない人はどうでしょうか。

オロオロしたり、あせったり、あるいは怒ったりして、「問題」を大きくとらえがちです。

たとえば、Aさんの職場で人間関係のもめごとがあったとします。

Aさんは、こう言います。

「職場の同僚同士がすごくもめてしまって、本当に大変です。二人の間は、どうにもこうにもこじれてしまって修復しそうにありません。どうしたらいいんでしょう。今の僕の一番の悩みの種です。大きな問題です」

Aさんは、職場の人間関係のもめごとを「大きな問題だ」と感じています。

一方、同じ職場にいるBさんは、別のことを言います。

「職場の同僚同士がもめているけど、まぁ、そういうこともあるでしょう。時間が経てば頭も冷えるし、しばらく放っておきましょう。たいした問題ではありません」

どっしり構えて、まったく気にしていません。Bさんは、職場の人間関係のもめごとを「問題ではない」と思っているのです。

AさんとBさん、同じ「職場の人間関係のもめごと」なのに、まったくとらえ方が違います。Aさんにとっては「問題」でも、Bさんには「問題ではない」。

同じ「出来事」が起きたのに、人によって、その出来事が「問題」となったり、「問題ではない」となったりするのです。

だから、ある出来事を見て「問題だ！」と思ったときから、実はその問題は、その出来事を「問題だ、と思った人の問題」になるのです。

「問題が起きた」と思うとき、問題は目の前の「出来事」ではなく、実は「あなたのなか」にあったりするのです。

「条件付きの肯定」の「条件」を知る

前項では、ある出来事やある人物に関して「問題だ！」と思った瞬間から、「そう思った人の問題」になるというお話をしました。

前項のAさんは、「職場の人間関係のもめごと」を「問題」だと思っています。それは、Aさんのなかに、「もめてはいけない」「もめる人間はダメな人間だ」という価値観・考え方があるからです。

その価値観・考え方に合わない人や出来事があると、「問題」だと思うのです。だから、解決しようとします。なんとか、もめごとを解消しようとします。

では、なぜ、Aさんは「もめる人間はダメな人間だ」という価値観・考え方をもってしまったのでしょう。

Aさんは、親から「お友だちと仲良くしなさい。ケンカしないで」と言われて育ちました。

子ども心に、「仲良くできないとダメなんだ。ケンカするとダメなんだ」と思いました。

やがて「仲良くできない自分には価値がない」「ケンカしたら、愛されない」と思い込んだAさんは、自分を押し殺して「仲良くすること」「ケンカしないこと」で、親からほめられよう、認められようとしました。

その結果、とくに仲良くなりたくなくても、愛想笑いでごまかして仲良くしてみたり、イヤなことがあっても飲み込んで丸く収めようとしたり。

で、こういうことを重ねていくうちに、Aさんは、愛想笑いをしたり、言いたいことを飲み込んでガマンする「クセ」がついてしまったのです。

そして、そのまま大人になってしまった。

「もめない自分でいるかぎり愛される」「もめない自分なら価値がある」と「条件付き」の肯定なのです。これは、結局は否定なんです。**だって、条件をはずしたら、「自分は愛されない」「自分には価値がない」ということになってしまうのですから。**

肯定されるためには、もめないこと。

そういう価値観・考え方をつくってしまったのです。

だから、「もめる」という出来事が起きたり、「もめる人間」が目の前に現れたりすると、「問題だ！」と感じてしまうのです。

もし、**身の回りであなたが「問題だ！」と思う出来事が起きたとき、それはあなたのなかにある「否定の前提」に気づくチャンス、「条件付きの肯定」の「条件」を知るチャンスなんです。**

「どうせ」「私なんか」という言葉をやめる

「自分はダメだ」と、否定の前提で生きている人がよく使う言葉があります。「どうせ」や「～なんか」という言葉です。

「どうせ私は好かれていないし」「私なんかダメだ」と自分を低く見ているわけです。すねているわけです。

けれども、そうやってすねていると、不思議なことに、その後も似たような出来事にずっと遭い続けます。

「どうせ自分は仕事ができない人間だ」と思っていると、「仕事ができない自分」を見せつけられる出来事ばかりが起こります。仕事で失敗をして上司に怒られます。同僚が自分よりもずっといい営業成績を収めたりします。あるいは、思ったようにはなかなか仕事が進まず、「なんて私って要領悪いんだろう」と落ち込みます。

それで思うんです。「私ってやっぱり仕事できないなぁ」と。

するとますます、「私なんか仕事できないし」と卑屈になります。あるいは、「どうせ私は仕事ができない人間だから」とますますすねます。いじけます。自分の卑屈な気持ちをこじらせていきます。

これが、「自分は仕事ができない人間」という「否定の前提」があることで生じる現実です。

この現実は「自分でやめていい」のです。それは「自分でしかやめられない」のです。「できない」ことはあるにしても、「できない人間」と思い込んで、すねているのは「自分」です。そうやって、すね続けていると、人生で損し続けることになってしまうのです。

だから、もう「できない人間」と思い込むのはやめよう。

だから、もう「自分は素晴らしい」と認めてしまおう。

「どうせ」や「なんか」という言葉を捨てて、さっさと「肯定の前提」で生きるスタートラインに立とう。

さっさと自分で自分に惚れる

「否定の前提」をやめるのはカンタンです。

「自分には価値がある」「自分は素晴らしい」と、ただ、思うだけです。

でも、そうお伝えすると、「いやいや、それが難しんです」という人がいます。


たとえば、人はさまざまなことで悩みます。

「上司は俺のことをわかってくれない」

「夫が私のことを粗末に扱う」

「職場の同僚が自分の悪口を言う」

だけど、**悩みの本質というのは、〝自分の素晴らしさを相手にわかってほしくて、もがいているだけ〟のような気がするのです。**

「上司に（自分の素晴らしさを）わかってもらえない」
「夫が（素晴らしい自分のことを）粗末に扱う」
「職場の同僚が（素晴らしい自分の）悪口を言う」
というように……。

悩みというのは結局のところ「自分は素晴らしい」のに、そういうふうに扱ってもらえないから、「素晴らしい自分のことを、もっと大事にして！」とアピールして、もがいているだけなのではないでしょうか。

そう考えると、**人間って、心の奥底では「自分は素晴らしい」ことに、とっくに気づいているんだと僕は思います。**

そもそもダメな自分なら、できなくても、粗末に扱われても、しょうがないですもの。なのに、腹が立ったり、悲しくなったりするのは、自分が自分のことを「素晴らしい」と思っているからこそ、ではないでしょうか。

それならば、相手に「ね、ね、素晴らしいでしょ？」と同意を求めるのではなくて、まずは自分で、自分のことを「素晴らしい」と認めて、もっと大事にしてあげましょう。

だから、もう、自分のことを「素晴らしい」と早く認めてあげてください。

自信をつけなくても、実績を残さなくても、何もできなくても、そのままで、「そのままの自分が素晴らしい」のだと、まずは自分が認めるのです。

「自分って素晴らしい」「自分って最高だなぁ」と自惚《うぬぼ》れちゃえばいいのです。

「自惚れる」って「自分に惚れる」って書きます。さっさと自分で自分に惚れてしまえばいいのです。

「上司からはわかってもらえなくても、自分は素晴らしい」
「夫から粗末に扱われていても、自分は素晴らしい」
「同僚から悪く言われても、自分は素晴らしい」
と認めてしまえばいいのです。

だから、自分で自分をさっさと「素晴らしい」と認めてしまう。
このことが大事なんじゃないかな、と僕は思うのです。

「私は認められている、かも」と声に出す

「否定の前提」で生きてしまったと感じたときは、まず、「私は素晴らしい」「私には価値がある」「私は私が好き」って思ってしまえばいい、認めてしまえばいいというお話をしました。

でも、「いや、いきなり思えって言われても……」「そんな簡単に認められない」って言う人もいるかと思います。

だったら、ためしに声に出してつぶやいてみてください。

「私は素晴らしい」
「私には価値がある」
「私は私が好き」

心が落ち着くまで、何度でも声に出してみてください。思えなくてもいいから、とり

あえずつぶやくのです。

なかには、「『私は素晴らしい』って思っていないのに、『素晴らしい』なんて断定して言えません」って、そういう奥ゆかしい人もいるでしょう。ええ、います。

だったら、「かも」をつけて言ってみてはどうでしょうか。

「私は素晴らしい、かも」

「私には価値がある、かも」

「私は私が好き、かも」

と、**そっとつぶやくだけでもいい。**

これだけでも十分、効果があるはずです。

ほめ言葉はとにかくもらっておく

面白いことに、自分を「ダメだなぁ」と思っているときでも、他人から見たら意外とできていることがあります。自分一人が「ダメ出し」をしている状態です。

そんな状態でいると、たとえまわりの人が「すごいね！」って、本気でほめてくれても、自分は「そんなことない」と言い張ったりします。

そりゃあ、上を見たら、いくらでも上には上がいるでしょう。でもまずは、相手から何かをほめてもらったら、「そうなんです」って受け取ることも、実はすっごく大事なことなんです。

人からほめてもらったら、とにかくその相手からはそう見えたんだから、素直にもらってみる。

「笑顔がいいね」と言われたら、「いいえ、垂れ目なんです」なんて、言わなくていい。

「体がシュッとして細いねぇ」と言われたら、「針金みたいで」なんて、言わなくていい。

「オレンジ色の服、似合ってるね」と言われたのに、「いや、ジャイアンツ好きちゃうねん」なんて、わけのわからんことを言わなくていい。

ほめてもらったことは、「あぁ、ありがとう」って飲み込むことも、自信につながるんです。「あ、気づいてなかったけど、私ってここがいいんだ」って、「自分は素晴らしい」と思えるきっかけになったりするんです。

だから、「頭いいね」「いい声だね」「かわいいね」とほめてもらったら、もう吐きそうになりながらでもいいから、とにかく飲み込んでみる。

ほめられたことは、たとえ自分はダメだと思っていることでも「う、んぐ」と飲み込んでみる。

これは、すごく大事なことです。

ほめられて育ったのに、自信がないのはなぜか

「ほめられ上手になろう」と言っておきながらなんですが、「ほめる」って、一歩間違うと「折れない自信」からほど遠い自信をつくってしまうことがあります。

「ほめる」というのは、人を育てる場面においてとても大切なことです。ただ、ほめ方を間違えてしまうと、それがすべてではありませんが、相手の心に「恐怖心」を植え付けてしまうこともあるのです。

それが**「何かできたときにほめる」というほめ方です**。

たとえば、人は赤ちゃんのときに、「初めて食べた」「スプーンを持った」「ハイハイした」「立てた」「歩いた」といっては、まわりは大喜びして「できたこと」をほめます。

それは成長してからも続きます。

「テストで100点をとったら、ほめる」「好き嫌いせずにごはんを食べたら、ほめ

る」「ガマンしておとなしく大人の会話が終わるのを待っていたら、ほめる」「宿題をごはんまでにやったら、ほめる」「近所の人にちゃんと挨拶したら、ほめる」「お手伝いをしたら、ほめる」というように、「何か達成したら、ほめる」「いいことをしたら、ほめる」というように育てられたりします。

そうすることで、子どもはうれしくなって、どんどん成長する。だから、ほめましょう、という理屈です。

でも、これには、ウラがあります。**この「ほめるとき」というのは、「ほめる人の価値観に合ったときだけ」なんです。**

ほめる人にとって、思いどおりになったときにほめる。逆に言うと、**ほめる人の思いどおりでない場合には、ほめてもらえない**、ということなんです。

でもね、20点でもほめる親もいれば、99点でもほめない、100点が当たり前の親もいるんです。

なのに、子どもは、ほめられたくて、ほめられるのがうれしくて、努力する。ほめられないと苦しくて、悲しくて、「僕のどこが悪かったんだろう」と自分を責める。

「ほめられた」「ほめられた」「ほめられた」「ほめられた」が続いた後に、「ほめられなかった」があったときに、「なんでだろう」「何が悪かったんだろう」「嫌われたのかな」「ダメだったのかな」と混乱し、恐怖に陥ってしまうこともあります。

たまたま「親の価値観に合わなかっただけ」、あるいは「機嫌が悪かっただけ」「運が悪かっただけ」なのに、「自分のどこかが悪いんだ」とカン違いしてしまうんです。

そして、「自分のなかのダメ探し」を始めてしまったりするんです。

そんな「ほめ中毒」「ほめ依存」が高じると、「ほめられないと価値がなくなる恐怖」「がんばりから手を抜けない」「できない自分は受け容れられない」という「副作用」が生じます。他人の期待に応えることでしか、自分に価値を見いだせないようになってしまう。

これが、「たくさんほめられて育ってきた」ことの「副作用」による、知らない間についた心のトラウマです。

否定されずに、ほめられて育ったのに、自信がないという人。

こういうことが原因だったりします。

「タイプ」や「キャラ」で自分の殻にとじこもらない

「どうせ」や「私なんて」以外にも、すねている自分、こじらせている自分に気づく言葉があります。それは、「タイプ」や「キャラ」という言葉です。

「私は気がきくタイプじゃない」

「自分は弱音を吐くキャラじゃない」

こう言って、自分で自分を決めてしまったり、枠にはめてしまったりする人がいます。

昔の僕自身がそうでした。「そんなにしゃべるタイプではない」と、そう自分のことを思っていました。

僕は、「そんなにしゃべるタイプではない」という言葉を発していたとき、人間関係で悩んでいました。

人とうまく話せなくて、「面白くない自分はダメだ」という「否定の前提」があったんだと思います。だから、ますます人とうまく話せない……という悪循環でした。

そんな自分を隠したくて、口数が少ないことを、自分の話をしないことを、「そんなにしゃべるタイプじゃないし」と言っていました。

でも、いまや心理カウンセラーとして、全国各地を飛び回って、多くのお客さんを前に話しています。「え、どこがしゃべれないの?」とつっこまれることでしょう。

では、なぜ「しゃべれないタイプ」と僕はタイプを決めてしまったのでしょう。

僕たちは、今まで他人から言われたことや、自分がまわりの人と比べたこと、自分が感じたこと、自分が思いどおりにできたことや、思いどおりにできなかったことなどを総合して、「自分はこんなタイプ」という「セルフイメージ」を作り上げていきます。

いうなれば、自分という人間は、ある意味で「想像(イメージ)上の産物」なのです。

で、いろんな過去の経験から僕は、「しゃべれないタイプ」「無口キャラ」「話し下手」「寡黙」などの「セルフイメージ」を自分のなかに作り上げたのでしょう。

で、なんでそうするかというと、「しゃべれないタイプ」や「無口キャラ」というセルフイメージを作っておけば、ラクなんです。

次に話が弾まないことがあっても、人に誤解されることがあっても、「どうせしゃべれないタイプだから、しょうがない」「無口キャラだから、いいか」と言い訳ができるから。

「タイプ」や「キャラ」は、納得のいく「ダメ」の言い訳なのです。

ある意味で、自分で自分を守っている言葉なんです。これ以上、傷つかないための言葉ともいえます。あるいは、ダメな自分を隠す言葉だったりもするのです。

「タイプ」や「キャラ」という言葉を使って、殻にとじこもって「人と話すこと」を避けているのです。

で、「キャラ」や「タイプ」という言葉の殻の中には、「人とうまく話せない自分はダメだ」「面白くない自分はダメだ」と思い込んで、すねている自分、卑屈な自分がいたりするんです。

だから、**「タイプ」や「キャラ」という言葉を自分が使ったときは、その殻の中にいる「すねている自分」「卑屈になっている自分」「殻にとじこもって、逃げている自分」に気づくヒントでもある**のです。

けれども、「タイプ」や「キャラ」という言葉が、全面的にいけないわけではありません。

「こういうタイプだから」や「そういうキャラなんで」という言葉で、自分がラクになれたり、自分が無理しないで休めたりするんですから。ときどきは、そういう言葉を使うのもありではないでしょうか。

ただ、その「殻」にこもっていてもいいけれど、ときどきは出ておいでよ、ってことなのです。

そういう僕自身も、今でも、「そんなに社交的なタイプじゃないし」「はしゃぎまわるタイプでもないし」と、引っ込みたがる自分が、ひょこひょこと顔を出します。

白黒つけるのをやめる

「否定の前提」で生きると、人生が変わってしまう。そう理解した人のなかには、「ダメな自分と思ってはいけない」とか、「できない自分と思ってはいけない」と、今度は「禁止」のイメージを思い描いてしまう人がいます。

でも、**「思ってはいけない」とイメージしたとたん、それは、自分のなかに、強く強くイメージされてしまいます。**

たとえば、大事なプレゼンで「失敗してはいけない」「失敗しては絶対ダメだ」と思えば思うほど、緊張して、パニックになって、結局失敗してしまう。こういうことがあります。それと同じです。

そうは「なりたくない」、そう「なってはいけない」と固執することで、かえって逆にそう思い描いてしまい、「そうなってしまう」のです。

だから、大切なのは、どちらかを「否定」しないこと。どちらも「選べる」こと。「してはいけない」をやめて、「してもいい」と、選択の幅を広げてあげることなのです。「なってもいいし、ならなくてもいい」と、自分に選択の幅を広げてあげるのです。

そうすることで、否定イメージの呪縛から解放されます。

大切なのは、「あれは間違い」「こうすべき」と、白黒、善悪をキッパリとつけてしまわないこと。

結局のところ、この「善悪をつけること」が諸問題の根源だったりするんです。

あれもいいし、これもいいのです。

好きになってもいいし、好きにならなくてもいい。

ゆっくり様子を見るのもいい、素早く動くのもいい。

ダメな自分になってもいいし、ならなくてもいいのです。

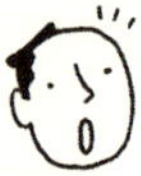

■2章　まとめ■

◎親から「ダメ」と怒られたことを、「それって本当?」と疑ってみる。

◎ある出来事やある人物に関して「問題だ」と思っているときは、自分のなかに問題がある。

◎「どうせ」「私なんか」という言葉は捨てて、すねるのをやめる。「肯定の前提」に変わるきっかけにしてみる。

◎さっさと自分を「素晴らしい」と認めて、大事にしてあげること。まずは「私は素晴らしい、かも」とつぶやくことから始めてみてもいい。

◎人からほめられたら、「ありがとう」と素直に受け取ってみる。

3章

自信がついたはずなのに、うまくいかないとき

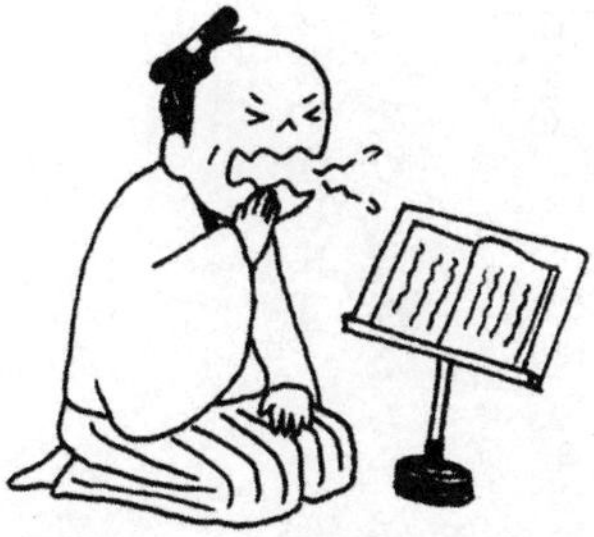

自信がないと、いろんなものを足そう、足そうとします。

自信がないと、それを打ち消すように、いろんな努力をします。

あるいは、お金だったり、地位だったり、服装だったり、資格だったりで自分の身を守ろうとします。

でもやっぱり自信がないから、さらにつけようとする。

そんなときは、いったんやめる。捨てる。手放す。断る。

つまり「引く」。

「素のままの自分、何もない自分には価値がある」と気づくためには、一度、「断る」「やめる」「手放す」「なくす」などを通して、「素の自分」「何もない自分」になる必要があるのかもしれません。

自信がないから、足そうとする

できるビジネスマンに多いのですが、「ちゃんと働いて稼げること」というのが、自分の自信になってきたタイプの人がいます。

「お金」という価値観で自信をつけてきた人です。

こういう人たちにとって、一番見えやすくて、わかりやすい他人から認められた証拠が「お金」なのです。**「お金」を他人から認められた「モノサシ」にしているのです。**

がんばって、結果を出して、自分の価値を「わかってほしい」。

その「価値をわかってもらう」ための手段が「お金」だったんです。

「ありのままの自分を素晴らしい」と信じられないから、「お金を稼ぐこと」によって他人から認められることで、自分を素晴らしいと思おうとしたんです。

こういう人は、売上を達成し、稼いでいるときは、自信たっぷりです。でも、売上が足りなくなると、とたんに自信をなくします。「俺なんてダメだ」と自分を責め始めます。

それでも、認められたくて、また売上を上げようと必死になってがんばります。

稼いでも稼いでも「まだだ」と思ってしまう、自信がついたように見えても、いつもどこか不安です。

これは、人によっては、「お金」ではなく「成績」の人もいるかもしれません。評価が目に見えやすい「数字」に目が行くのです。あるいは、「学歴」や「肩書」「資格」をモノサシにして、自信をつけようとする人もいるでしょう。

人は、〝自分で〟「自分は素晴らしい」「自分には価値がある」と信じられないとき、〝他人から〟それをもらおうとするのです。

〝他人から〟肯定されたり、認められたり、「素晴らしい」「価値がある」と言われたりすることで、自信をつけようとするのです。

結果、「売上を増やす」「実績を積む」「資格をとる」「肩書をつける」などの「足す」行動に出てしまう。そのために、がんばる、努力する。

それでへとへとになって、疲れてしまっている人も多いのです。

足し算ばかりの人生からおりる

僕たちは今まで親や先生、まわりの大人から「足し算」ばかりを教えられてきたように思います。

「期待に応えなきゃ」と、がむしゃらにがんばる。

「ちゃんとやらなきゃ」と、一生懸命努力する。

「結果を出さなきゃ」と、身をすりへらして働く。

そんなふうに、他人からの評価を気にして、「がんばる」「努力する」「働いて結果を出す」と足し算の人生を歩んできたように思うのです。

で、その裏には「〜しなきゃ好かれない」「〜しなきゃ認められない」という「否定の前提」があったりするのです。

それでつらいのなら、苦しくなっているのなら、この「否定の前提」を一つずつ、一つずつ引いていく。

「〜しなきゃ好かれない」「〜しなきゃ認められない」と思っていることを、一つひとつやめていくんです。「引き算」をするのです。

足し算ばかりを教えられてきた僕たちが、突然引き算をするのは、やっぱり怖いものです。それでも、勇気を出してやってみる。

僕たちは、自信を取り戻すために、ある意味、赤ちゃんのころに戻る必要があるのかもしれないですね。

何もできない、誰かの助けを借りなければ生きていけない、迷惑をかけるしかない、生まれたまんまの裸の自分になる。

そして、そんな自分にＯＫを出す。

それでいい「ことにする」。

そんな自分を信じる。信じてみる。

信じていいことにする。

少しずつでいい、やめる、捨てる、手放す

僕自身、心理カウンセラーとなって、本を執筆するようになってからも、「理由のある自信」をつけようとしてしまったことがありました。

たとえば、「セミナーにお客さんが100人集まってくれたから、自信がついた」とか、「年収がこれくらいになったから、自信がついた」とか、「本を3冊書いたから、自信がついた」というように。

でもね、あるとき、そんな状態に疲れてしまい、僕は「あ、『理由のある自信』ばかりを気にしてしまっているなぁ。これではあかん」と思ったんです。

そのとき、僕はどうしたか。

いったんすべてを「やめた」のです。

カウンセリングやセミナーは、直近のどうしてもというもの以外はすべて中止にしま

した。執筆していた仕事はストップ。もちろん、依頼される仕事は断りました。

とにかくもう、すべてをやめたんです。

そんなことをしたら、もちろん怖かったですよ。不安もありました。だって、仕事は二度とこなくなるかもしれない、仕事先の信用は失うだろうし、人は離れていってしまうかもしれない……。ということは、収入だって絶たれるかもしれないからです。

でもね、そうしたら、気づいたのです。仕事をやめても大丈夫だということに。

カウンセリングやセミナーをやめるという怖いことをしても、信用を失っても、人が離れていっても、大丈夫ということに。

仕事ができない自分でも、信用を失った自分でも、収入が減ってしまった自分でも、

そんな「ダメな自分」でも大丈夫だということに。

自分でダメな自分を「大丈夫」「大好き」「価値がある」と思えたんです。

なんにもない自分、素の自分を「なんか知らんけど、大丈夫」と信じられた。

これは、「やめた」からこそ、気づけたことでした。

自分のなかにつけてしまった「理由のある自信を取っ払った」からこそ、気づけたこ

とでした。

どうしようもない自分でも、ダメな自分でも、最低辺の自分でも素晴らしい、大丈夫と思える。「なんか知らんけど大丈夫」と思える。この「理由のない自信」は、理由がないんだからなくなりません。

で、これが「折れない自信」だと気づいた。

「折れない自信」をつくるためには、「理由のない自信」を取り戻すためには、自分にこびりついてしまった「理由のある自信」を、「張りぼての自信」を、はずしていく必要があるのかもしれませんね。

少しずつでいいから、「やめる」「手放す」「断る」「離す」「捨てる」「絶つ」。

つまり「引く」んです。

「素のままの自分、何もない自分には価値がある」ことに気づくためには、一度、「なくす」「引く」などを通して、「素のままの自分」「何もない自分」になる必要があるのかもしれません。

少しずつでいいから、引いてみませんか。

頼まれた仕事を断る

「仕事を断れない」という人がいます。仕事を断れないままに、がむしゃらにがんばる人がいます。

言われたことや頼まれた仕事を全部引き受けるのも、心意気の一つかもしれません。でも、「仕事を断れない」ことで、疲弊してしまったり、自分がイヤになったり、生活に支障が出てしまっているのなら、やりたくないことは「やりません」と断ることが大事なのではないかと、僕は思うのです。

そういう「仕事を断れない」という人の心理の裏に何があるのかというと、

「断ったら、もう仕事がこないかもしれない」
「断ったら、嫌われるかもしれない」
「断ったら、使えない人と思われるかもしれない」

という「恐れ」だったりします。

つまりは、「断っても、また自分には仕事がくる」「断っても、嫌われない」「断っても自分の価値には傷つかない」とは思えない。

「断っても、自分は大丈夫」と思えないわけです。だから、断れない。

では、どうしたらいいのか。

あえて「断る」という行動をとるのです。

「断っても、大丈夫」と「思えない」から「断れない」のです。

「断っても、大丈夫」と「思える」なら「断れる」のです。

だから、「断っても自分は大丈夫」と「思える」ために、まず先に「断る」という行動をとってみるのです。

「思えない」人が「思える」ようになるために、まずは、「思える」人と同じ行動をとってみる。これって、逆説的ですが、大事なことです。

「断っても、大丈夫」と思える人と同じ行動を通して、だんだんと自分は「断っても、大丈夫」「断っても自分の価値は落ちない」と感じていけるのです。

この「断る」という行動は、ある意味、ちょっとした傲慢な言動かもしれないし、上から目線のように見えることがあるかもしれません。

だから、「断っても、大丈夫」と思えない人が「断る」とき、とてつもなく「不安」「イヤだ」「怖い」と思うことでしょう。

でも、この「断る」勇気をもたないかぎり、ずっとやりたくない仕事をがむしゃらに、安い仕事をカリカリカリカリと、頼まれただけの仕事をへとへとになるまでやらないといけなくなるのです。

やがて、いっぱいいっぱいになって、苦しくなって、不平不満を言い出すことにもなりかねない。

だから、そうならないためには、まず、断る。

言われた仕事を、「私、やりません」「やりたくありません」って断る。

「断っても、自分は大丈夫」と自分を信じるために、やってみてほしいことです。

「別の悩み」で「本当の悩み」をごまかさない

とある女性から「私って『片付けられない女』で、それが悩みなんです」という相談を受けたことがあります。

でも、僕は彼女に「部屋を片付けるテクニック」とか、「部屋を片付けると、こんなにいいことがある」といったアドバイスはしませんでした。彼女の話をずっと聞いていて、「部屋を片付けるアドバイス」では、彼女の本当の悩みは解決しない、と思ったからです。

「彼女が片付けられないのは、能力の問題ではなく、ただ忙しいからじゃないかな」と思ったからです。

では、なぜ、忙しいのでしょうか。

それは、「仕事が断れないから」なんです。もっと踏み込んで言うと、自分のことを

「仕事を断ったら、仕事がこなくなる人間」と思っているからなんです。前項でお話しした「仕事を断れない人」の典型的な例なんですね。

だから僕は、「片付けられるようになるためには、仕事を断ってください」とお話ししました。

「断る」ことができれば、忙しくなくなるのですから、部屋の掃除ももちろんできるんです。

つまり、彼女の本当の悩みは「片付けるのが下手」ではなくて、「片付ける時間がない」のでもなくて、「片付けられないことで自分の生活に影響が出ているのに、仕事を断れないこと」だったんです。

もっと言えば、『自分は断ったら仕事がこなくなる人間』という前提で生きてしまったこと」なんです。

この片付けられない女性からの相談のように、ときに、**本人が話す悩みとは違うところに、本当の悩み、問題の種があることがあります。**

だから、本人が話す悩みはあくまでもダミー。実際は、別のところに本当の悩みがあったりするのです。

これは、頭のいい人、できる人に多いのですが、本当の悩みに気づきたくなくて、別の悩みを巧みに用意してしまうのです。

「悩みに気づく」ということは、「ダメな自分に気づくこと」でもあります。

それが怖いので、わざと「別の悩み」をもってきて、自分で自分の痛み、「ダメな自分に気づくという痛み」をごまかしてしまうのです。

で、その悩みが「本当の悩み」か、「ダミー」か、どうやってわかるかというと、「やめてみたらどうですか?」と提案したときに、相談者が「やめるなんて、ありえない」と答えたほう、です。

それが本当の悩みです。

「片づける」よりも「仕事を断る」ことのほうが「怖い」。

「片付けられない」よりも、「仕事を断れない」ほうが本当の悩みなのです。

「自分はバカだ」と開き直る

世の中には「知らない」と言うのが「恥ずかしい」ことだと思っている人がいます。

「知らないなんて言ったら恥ずかしい」「知らないなんて言ったら、バカにされる」って。

何を隠そう、僕もそう思っていました。「僕はどうせバカだし」と思いながら、「そんな自分をダメだ」と思っていました。だから、バカな自分を隠そうとしていました。

「バカな自分」だとばれないように、付け焼き刃の知識をつけようとします。

「バカな自分」だと思われないよう、賢いふりをして、知ったかぶりをします。

でも、自分より賢い人はたくさんいますから、付け焼き刃な知識なんぞでは、到底たちうちできません。すぐに「バカな自分」がばれます。そのたびにぽきっ、ぽきっと自信が折れていったわけです。

でも、ある日、「もう、いいや!」と思って白旗を上げて、今までと反対のことをしてみたのです。つまり、それまでは「バカな自分を隠そう」としていたわけですが、「バカな自分を隠そうとしない」と決めたんです。知らないことは知ったかぶりをせず、「知らない」と言おうと決めたんです。

「自分はバカ」だ。でも「バカな自分でもできることがある」と思ったんです。「自分はバカだけど、バカなりにできることをやっていこう」、そう思ったからです。

そうしたら、何が起こったか。

まわりの人が自分の得意なことを喜んで教えてくれるようになりました。「バカだなぁ」と笑いながら、助けてくれるようになりました。僕はそれを聞きながら、少しずつ自分のなかに知識を重ねていったのです。

つまり、**「バカな自分を隠さない」という、これまでとは正反対の行動をとることが大事だったんですね。**

「バカな自分でいい」と開き直ることが大事だったんです。

「バカ」の代わりに、「貧乏」「ブス」「おじさん」「デブ」「不器用」でもなんでも同じです。自分がコンプレックスだと思っている単語を入れてみてくださいね。

うまくいかないときの自分を愛してあげる

僕の知人に、婚活がうまくいかなくて自信を失い、落ち込んでいる女性がいました。僕からみたら、美人だし、頭もいいし、気もきく素敵な女性です。

「もっと美人だったら結婚できたのに」と、エステに通っています。「もっと若ければ結婚できたのに」と、年齢を聞かれるとごまかします。「もっと会話がうまければ結婚できたのに」と、せっせと話し方教室に通っています。

自分磨きてんこもり、でがんばっています。

でも、合コンに行ってもうまくいかない。恋人ができても振られる。やっぱり結婚できなくて、彼女は「悲しい」「悔しい」「情けない」と落ち込みます。

でもね、これは、当たり前のことなんです。なぜなら、彼女は、「美人ではない」「若くない」「会話が下手」なことが結婚できない原因だと思っている。

これらは原因なんかじゃないんです。

原因は、彼女が「否定の前提」で生きてしまっていることなんです。

「もっと美人だったら結婚できたのに」は、今の自分を否定しています。

「美人ではない自分は愛されない」と、「否定の前提」で生きてしまっています。

だから、彼女に必要なのは、エステに行くことではなく、「美人ではない」自分を自分で愛してあげることなんです。もっというと、「美人でもない」「若くもない」「会話もうまくない」自分を愛してあげることなんです。

「ありのままの自分」を愛してあげることが大事なんです。

で、**「ありのままの自分を愛する」チャンス、ベストタイミングは、実は、「うまくいかなかったとき」です。**

うまくいかなかったときに、「悲しい」「悔しい」「情けない」と訴えているその気持ちを、まずはじっくり感じることが重要です。

「今回も結婚できなかった」と悲しく思う気持ちを、「欲しいものが手に入らなかった」と悔しく思う気持ちを、とにかく感じきる。

なぜなら、うまくいかなくて、「悲しい」「悔しい」「情けない」と自信を失っているときは、理由のある自信、折れる自信が、自分の身からポロポロ落ちている状態でもあるからです。

「美人になろう」「若いと思われよう」「会話上手になろう」って、どんどん足してしまった折れる自信、張りぼての自信が、はがれ落ちているのです。

そのときに、「美人ではない自分」「若くもない自分」「会話もうまくない自分」を、弱いまま、ダメなまま、自分をありのまま見つめる。素のままの自分を認めるのです。

それができたときに、わかるのだと思います。

「弱い自分でもいい」って。「ダメな自分でもいい」って。

美人にならなくてもいい。年齢をごまかさなくてもいい。話が下手でもいいのです。

そんな自分を愛おしい、素晴らしいと信じるのです。

「逃げるため」にがんばるのをやめる

職場や家庭、学校など、いたるところで、がんばっている姿を数多く見かけます。

毎晩のように残業、残業、休みも返上してがんばっている人。

なるべく上司の指示に沿おうと、部下の訴えにも耳を傾けようとがんばっている人。

チームの売上目標を達成しようと、チームのために必死にがんばっている人。

「お客さまのために」とがんばっている人。

仕事に家庭に趣味にと、日々の生活を充実させようとがんばっている人。

でも、これらの「がんばる」という行為、意外に曲者だったりします。

これらの「がんばる」って、「何かから逃れるため」「何かを認めたくないため」にやっていることが多いからです。

がんばって残業しているのは、「仕事ができない人と思われたくない」から。

上司にも部下にも頼りにされようとがんばっているのは、「本当は頼りない自分を認めたくない」から。

迷惑かけないようにがんばっているのは、「迷惑をかけてダメな人間と言われるのが怖い」から。

こういうように、**「本当はダメな自分」を認めたくなくて、他人から「ダメな自分」だと見破られるのが怖くて、で、そんな自分から逃げたくて「がんばって」いる。**

もちろん、それをエネルギーにして、がんばるのもいいでしょう。

でも、このエネルギーは求めるところに際限がなく、どこまでいってても安心できなくて、「もっと、もっと、もっと」と、苦しくなります。

この「がんばり」だけでは、いつまでたっても「折れない自信」は育ちません。

だから、「がんばる」のに疲れたら、「がんばっても、がんばっても、不安、自信がつかない」と感じたら、「がんばるのをやめよう」と言いたいのです。

がんばりすぎのサインに気づく

一生懸命がんばっても、思うようにいかないことってありますよね。そんなとき、「せっかく大切なお得意先をまかせてもらえたんだから、がんばらなくちゃ」「上司の期待に応えるために、いい成果を出すために、なんとかしなくちゃ」というように、少しでも挽回しようと、この「がんばらなくちゃ」に拍車がかかりがちです。

そして、自分では「まだ大丈夫、がんばれる」と思っていても、いつしか心が重荷に耐えられなくなり、ブレーカーがバチっと落ちるように落ち込んでしまう人がいます。

なのに、そんなときでも、「心のブレーカー」が落ちてしまった人は、「再びがんばること」を考えがちです。

でも、ここで、ちょっと考えてみてほしいのです。

たとえば、あなたがもし何気なく部屋にいるときに、突然ブレーカーが落ちてしまったら、どうするでしょうか。ブレーカーを上げると同時に、使いすぎていた電化製品を減らす必要がありますよね。

そもそもブレーカーが落ちたのは、「電化製品をたくさん使いすぎたから」なのです。

心のブレーカーが落ちたときも同じです。

心のブレーカーは、そもそも正常に作動していたんです。なのに、使いすぎたから、がんばりすぎてしまったから、落ちてしまったのです。ということは、「がんばりすぎているよ！」と、心がサインを送っているのです。

そんなときは、「がんばる」のではなくて、「あ、がんばりすぎちゃったんだな」と、がんばることを「やめて」ほしいのです。

心のブレーカーが落ちてしまったときは、「がんばりをやめる」チャンスでもあるのです。

「常識」を変える勇気をもつ

本物の自信、折れない自信をつくるためには、「やめる」「断る」「止める」「手放す」必要があるというお話をしてきました。

でも、このお話をセミナーやカウンセリングですると、頭では、理屈ではわかっていても、「できない」「怖い」「不安」と言う人がいます。ええ、結構な数、います。

人は、「自分が信じていたことを覆す出来事」や「自分が当たり前と思っていたことを覆す意見」に初めて出会ったときは、まずは「驚き」や「拒絶」という形で現れることがほとんどです。

「会社員は、上司に言われたことを一生懸命がんばるべき」と信じていたのに、新入社員から「上司に言われても、やりたくないことはやらない」と言われてぎょっとする。

あるいは、「職場では協調性が大事」と思っていたのに、外国人のトップになったら

「協調性はいらない。成果が大事」という方針になって、驚くとともに、抵抗感をもつ。

このように、常識の違う人が目の前に現れたとき、常識が変わったとき、人は驚いたり、拒絶したりするのです。

だから、「今まで自分が常識だと思っていたこと」と違う行動を提案された場合、それらを拒絶するのは、ある意味、当然の行動だったりもするのです。

「新しいものを信じる」のは、「今まで信じてきたものを捨てる」ことでもありますから、勇気がいるのです。

でも、「変わりたい」なら、「不安で自信がない自分を卒業したい」なら、勇気を出して、古い常識は捨てて、新しい常識を受け容れてみてほしいのです。

結局のところ、今までの考え方を捨てる「勇気」、自分が変わるという「決断」、リスクをとる「覚悟」、ダメな自分を信じるという「チャレンジ」がなければ、何も変わりません。

でも、あなたが、「勇気」を出して、「決断」して、損してもいい「覚悟」で、「チャレンジ」すれば、人生なんて劇的に変わります。

「常識を変える」ということは、「正しさを変える」ということ。

今までダメだと思っていたものを受け容れ、今まで正しいと信じていたものを疑うこと。

「間違っていること」「嫌いなこと」「ありえないこと」「怖いこと」に飛び込んでみること。

そう〝タブー〟に挑戦することなのです。

そのことでしか、新しい自分、本当の自分に出会えない。そんなふうに思うのです。

のるか、そるか。

決めるのはあなたなのです。

「三振が怖くてバットを振れない四番」になっていないか

以前、「コンプライアンス」という企業の法令遵守が叫ばれたときがありました。僕の会社でも、仕事の1から10まで「法」「倫理」に縛られ、それによって手順や制限が増えて、お客さまに役立つような活動まで制限されてしまったことがあったんです。

そのとき、当時の上司が叫んだ言葉が忘れられません。

「お前ら、コンプライアンス守って、会社つぶしとけばええんじゃ」

本当に、そうだと思いました。

スベることを恐れて、面白いことの言えなくなった芸人、みたいな。

嫌われることを恐れて、他人と付き合えなくなった人、みたいな。

損することを恐れて、投資のできなくなった投資家、みたいな。

保護者が怖くて、子どもに注意できなくなった教師、みたいな。

三振が怖くて、バットが振れなくなった四番打者、みたいな。

「ちゃんと生きる」「まじめに生きる」「しっかりする」「迷惑をかけない」「法律を守る」、確かにどれも大切なことだし、それをないがしろにするつもりもありません。

でもね、**「そもそも」を忘れたら、「本来の目的」を忘れたら、意味がないとも思うのです。**「うまく生きる方法」「後悔しない方法」「失敗しない方法」ばかり追いかけて、「あれをしてはいけない」「これをしなければいけない」でがんじがらめになった人生。

それでいいのでしょうか。

「ちゃんと」よりも大切なこと、それが「楽しむこと」や「うれしいと感じること」なのではないでしょうか。

失敗しない人生、無難な人生、だけど、生きている喜び、楽しみのない人生でいいのでしょうか。

ちなみに都々逸《どどいつ》にこんな歌があるそうです。

♪酒もたばこも女もやらず　百まで生きたバカがいる♪

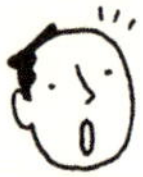

■3章　まとめ■

◎「折れない自信」を取り戻すためには、「やめる」「断る」「捨てる」「手放す」など、「引く」ことが大事。

◎「断っても大丈夫」と思うためには、まず先に「断る」という行動をとってみる。

◎うまくいかないときこそ、「ありのままの自分に価値がある」と信じるチャンスだと考える。

◎不安で自信がない自分を卒業したいと思ったら、勇気を出して古い常識を捨て、新しい価値観を受け容れてみる。

4章

へこんで、落ち込んだときの処方箋

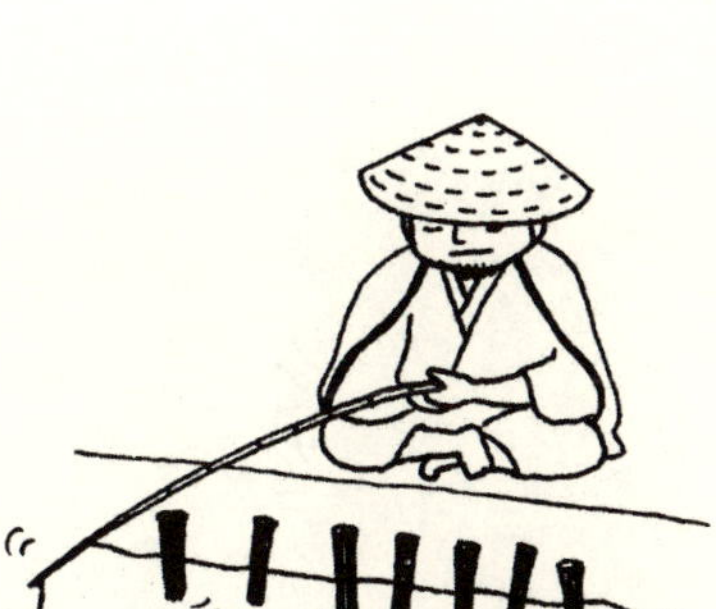

生きていれば、晴れの日もあれば、どしゃぶりの日も、大雪の日もあります。
大きな失敗をして落ち込む。
がんばってもうまくいかずにへこむ。
「自分を素晴らしい」と思いたくても思えない。
生きていれば、そういう日もあるでしょう。
そんな日にも自分を取り戻して、自分を信じることのできるコツをお話しします。

自分を「責める」より「省みる」

「仕事が遅い」「書類にミスが多い」「取引先とトラブルを起こす」「配偶者を怒らせてしまう」「親に心配をかけてしまう」など、生きていると「自分はダメだな」と感じること、他人から否定されること、ネガティブに感じる出来事の連続だったりします。

こういうとき、それがきっかけで「否定の前提」を強化してしまわないためにも、大切なことがあります。

それは、「責める」より「省《かえり》みる」こと。

身の回りで「できなかった」出来事があったときは、「なんで、できないんだ」「できない自分はダメだ」とできない自分を責めがちです。

一方、「省みる」のは、「自分がしたことを振り返り、見る」ことです。つまり、過去の出来事を、見る。ただ、「見る」んです。

「悪い」とか、「ダメ」とか、「最低だ」とか、そこに否定の価値観をつけません。ただ、自分に起きた出来事をありのまま、そのままの形で振り返って、「見る」のです。

だから、ミスをしてしまったり、トラブルが起きたりと、ネガティブに感じる出来事があったら、

「ミスしてしまったんだなぁ」

「うまくいかなかったんだなぁ」

「できなかったんだぁ」

と、ただ、過去を振り返って、見る。省みる。白黒つけずに、ただ、見る。

「いい」「悪い」で判断せずに、ただ、見る。

これが意外と大事だったりするのです。

うまくいっている人の考えや行動を取り入れてみる

仕事や恋愛や人間関係でとてもイヤなことがあって、自信を失っているとき、きっといろんな人からたくさんのアドバイスを受けることでしょう。

「そのやり方はまずいんじゃない？」

「もっと早く、効率よくできる方法があるよ」

って。

でも、アドバイスのなかには、「○○するのが正しい」「○○すべきでしょ」と正しさを振りかざす人がいます。あるいは、「あなたのためを思って」「人の迷惑を考えて」などと「世のため」「人のため」「あなたのため」を押し付けてくる人もいるでしょう。

そうした意見は、ある意味で「意見を言った人の価値観」にすぎません。

だから、「アドバイスには耳を貸さない」「アドバイスを取り入れない」という選択肢もあることを忘れないでください。

そんなアドバイスを取り入れるよりも、大事なことがあります。

それは、**あなたが目標とする状態や、理想とする人に話を聞いてみること。そして、その人たちの「当たり前」を取り入れてみることです。**

「当たり前」や「常識」「価値観」は人それぞれ違います。

「沈没船ジョーク」という話があります。各国の国民性を表したジョークで、船が沈没する際、乗客に海に飛び込ませるときに放つ言葉の違いです。

アメリカ人には、「飛び込めばヒーローになれますよ」、イギリス人には、「紳士であれば飛び込むものです」、イタリア人には「美女が飛び込みましたよ」、そして、日本人には、「みんな、もう飛び込みましたよ」と言えばいいらしいです。

この話を人から聞いたとき、ほんと、人の「当たり前」「常識」「価値観」っていろいろだなぁと感じました。

でも、その「当たり前」や「常識」「価値観」が違うことが、生き方を変えていくのです。

もしもあなたが、イタリア人のように奔放に恋愛したいと思っているのなら、まず、イタリア人の行動をまねする。「美女が飛び込みましたよ」と言われたら、一も二もなく海に飛び込む（笑）。

イタリア人の「当たり前」や「常識」「価値観」をまねしていけばいいのです。

理想とする人の、目標とする人の「当たり前」を、「常識」を、「価値観」を、最初は信じられなくても、とりあえず「そうなんだ」と飲み込んでみる。

うらやましいなぁと思う人の、うまくいっている人の「当たり前」「常識」「価値観」を、「うそだ」「違う」「どうせ」なんて言わずに、素直に「そうなんだ」と取り入れてみる。

もちろん、僕のことを理想としたり、目標としてくれているなら、この本に書いてあることも（笑）。

そうした「素直さ」がきっと、あなたの人生を変えていくのでしょう。

これ、「できるかできないか」ではなく、やってみようと思うか思わないか、それだけの問題だったりします。

「それだけはやりたくない」ことをやる

ずっと同じことで悩んで、「人生を変えたい」と思っているのに、変わらない人の共通点があります。

それは、「人生を変えるために一番いい方法を、最初に除外している」ということ。

なぜなら「人生を変えるために一番いい方法」は、たいてい「〝それだけ〟はやりたくない」とか、「ありえない」と思う方法だからです。人生を変える「解決方法」や「答え」は、最も避けてきたことのなかにあるのです。

たとえば、やり手のビジネスマンで「部下も思うように動いてくれないし、上司も理解してくれない。これでは仕事がまわらない」と悩んでいる人がいるとします。

彼は、「その状況を変えたい」から、がんばっています。上司に言いたいこともガマンして、部下の仕事も「自分がやったほうが早い」とばかりに、すごい量の仕事をこなして奮闘しています。でも、なかなかうまくいかない。状況も変わらない。

そんな彼に、たとえば、

「自分がやったほうが早いかもしれませんが、部下に仕事をまかせてください。わかってくれない上司かもしれませんが、上司に『できません』『無理です』と言ってください」

とアドバイスしたとします。すると、

「部下にまかせるなんて、かえって面倒だから、それだけは絶対やりたくない。だって、自分でやったほうが早いんだから。わかってくれない上司に、『できません』『無理です』と言うなんて、ありえない。どうせわかってくれないんだから、無駄だ」

などと言います。

でもね、彼が「それだけはやりたくない」「ありえない」という方法が、一番の状況を変える方法、問題解決の方法だったりするのです。

「部下にまかせられない」「上司に意見を言えない」――そういう人こそ、「部下にまかせてみる」「上司に意見を言ってみる」ことで、状況が変わりだしたりするんです。

結果、「まかせてみたら、部下が育つようになった」かもしれないし、「まかせてみたら、失敗したけれど、部下の思ってもみない長所が見つかった」かもしれない。

「上司に意見してみたら、意外に聞いてくれた」かもしれないし、「意見しても上司は変わらなかったけれど、意見する僕の姿を見て同僚や部下ががんばってくれるようになった」かもしれない。

とにかく、「まかせられない」「意見を言えない」という、今までと同じ行動をしていたときとは、違う出来事が起きたりするのです。

結果、「状況は変わる」のです。

で、「人生が変わる」のも、これと同じだったりするのです。

「人生を変えたい」と、似たようなことでえんえんと悩んでいる人というのは、この「ありえない」「やりたくない」ことをやる勇気のない人なんです。自分は1ミリも動かずに「変わりたい」と願っている人なんです。こうした人は意外と多い。

でもね、人生を変える方法は簡単なんです。

「ありえない」「それだけはやりたくない」と、今まで避けてきたことをやってみること。すると、「ありえない」と思っていた新しい現実が現れたりするのです。

「どうせ、なんとかなる」と信じる

前項では、「『それだけはやりたくない』とやらなかったことをやることで、人生が変わる」とお話ししました。

ですが、僕のセミナーやカウンセリングでそういう話をすると、人生が変わり、悩みが解決する一番の方法なのに、「それは……ないです」と断られたりします。

だから、当然、解決するはずもなく……。その一番の解決方法を除外した残りの方法でなんとかしようとしても、そりゃあ、なんともなりませんわな。

「『それは……ないわ』……は、ないわ」です（笑）。

だから、それを無理強いするのもなんなので、もう少しやりやすい簡単な方法もご紹介しましょう。

それが「考え方を変える」「信じているものを変える」ということです。

「それだけは信じられない」「それを信じるなんてありえない」ということを信じてみる。

「頼りない自分なんて信じられない」なら、「頼りない自分で大丈夫と信じる」。

「弱い自分なんてありえない」なら、「弱い自分で大丈夫と信じる」。

「稼げない自分なんて、絶対ありえない」なら、「自分は稼げなくても大丈夫と信じる」。

まずは、信じてみる。ただ、それだけ。

これだったら、行動するわけではないので、ノーリスクです。なんていったって、考え方を変えるだけですから。

これだけ言っても、「頼りない自分でも大丈夫」「弱い自分でも大丈夫」「稼げない自分でも大丈夫」とはなかなか信じられない、という人もいるでしょう。そういう人には、この言葉をお伝えしています。

「どうせ、なんとかなる」って。

信じても、信じられなくても、「どうせ、なんとかなる」んです。

「どうせ、なんとかなる」を信じてみてください。

悪口や批判から、自分の心の奥深くの本音を知る

心に余裕がないとき、落ち込んで、へこんで自信を失っているとき、ついつい他人の悪口を言ってしまうこと、他人を批判してしまうことってあると思います。

「あの人、偉そうよね」「あの人、地味な仕事はやらないで、いつも好きな仕事ばかりやってずるい」というように。

でもね、他人を批判しているときというのは、実は、自分の本心を告白しているのと同じなんです。

「あの人、偉そうよね」と言っている人は、「私も自分が偉いと思っているけど、恥ずかしくてそんなふうに振る舞えないから、自分が偉そうに振る舞える人がうらやましい」ということだったりします。

「あの人、いつも好きな仕事ばかりやってずるい」であれば、「本当は私も好きな仕事

ばかりやりたいけど、できないから、好きな仕事ばかりやっている人がうらやましい」ということだったりします。

つまり、悪口や批判は、「自分がやりたいのにできないことや、怖くて、恥ずかしくてできないこと（タブー）を、堂々とやっているあなたはずるい。うらやましい」と言っているに等しいのです。

普段は押さえつけているけれども、実は心のなかでいつも考えている自分の願望を、目の前でヒョイと見せられたものだから、うらやましくなって、つい本音が悪口や批判という形で出てきてしまうようなものなのです。

「偉そうに振る舞いたい。けど、振る舞ったらうまくいかない」「好きな仕事ばかりやりたい。けど、やったら認められない」って心のどこかで思っているのです。

だからそれをやっても平気な人、うまくいっている人、認められている人をみると、つい妬《ねた》ましくて悪口を言ってしまうのです。

本当に自分に自信がある人は、「偉そうな人」でも「好きな仕事ばかりしている人」でも、その悪口は言いません。だって、「まわりの人を否定しなくても、自分は自分でいい。そのままの自分がいい」と思っているからです。

自分に自信がないから、自分をそのままでいいと思えないから、誰かの悪口を言ったり、非難したりするのです。これは、自分に自信がないときの「心のクセ」なのです。

だから、もし、あなたが、誰かを批判したり、悪口を言ってしまったりしたときは、「ああ、自分は『偉そうに振る舞うこと』を〝よくないこと〟と考えているんだな。でも心の底では偉そうに振る舞いたいのか」

「ああ、自分は、『好きな仕事ばかりやりたい』のか。でも、そういう行動をすると認められないいって思い込んでいるんだな」

と、自分自身を知るきっかけにすればいいんです。

悪口や批判は、そんなふうに、自分の心の奥深くにある考えや本音を教えてくれているのです。

だから、つい悪口を言ってしまったときは、反省したり、後悔したりするのもいいけど、「自分の心の奥深くの本音に気づくチャンスなんだ」ととらえてもいいんじゃないかな、とも思うのです。

謙遜したり、かわい子ぶるのをやめる

「謙遜」すること、「謙虚」な態度は、日本人の美徳とされているところがあります。

でも、この「謙遜」「謙虚」って、人によってはちょっと曲者《くせもの》です。

たとえば、営業成績のトップを競うAさんと、Bさん。

Aさんは、「成績トップですごいな」とほめられると、「いえいえ、運がいいだけです」「まだまだ未熟なので、これからもがんばります」と謙遜して答えます。

一方のBさんは、「成績トップですごいな」とほめられると、「ありがとうございます。うれしいです」「自分なりに考えてがんばりました。やっぱり僕の営業のやり方は間違ってないと確信しました」と堂々と答えます。

こういうとき、Aさんに心からの「謙遜」「謙虚」の思いがあればいいのですが、そうでない場合、Aさんは、自信たっぷりに見えるBさんのことを、「傲慢な人だ」と思

ってしまいがちです。

「あいつ、謙遜しないで、自分をひけらかして」って批判する。

「自分のやり方が絶対『正しい』みたいな言い方をするのは傲慢だ」って非難する。

でもね、**謙遜しながら、Bさんを批判するAさんの心の、奥の、奥の、奥の、底の、底の、一番底には、「自分のほうが素晴らしい」という気持ちがあったりするのです。**

「絶対に！　自分のほうが素晴らしい!!!」と、強く強く思っているのです。

だから、つい、Bさんの態度が気になってしまう。「あいつの態度は問題だ」と感じてしまうのです。

でも、そんなこと公に口に出すのは、カッコ悪いし、恥ずかしいと思っているから、Bさんのやり方を陰でちらりと批判しつつ、「実は自分のほうが正しい」「実は自分のほうがすごいんだぞ」って言ったりする……まさに、遠吠え。

ええ、僕もAさんのようなこと、ちょいちょいやっていたので、よくわかるのです（苦笑）。

でも、ここんところの僕は、その自分の一番底の本音に気づいているので、もう、そんな謙遜ゴッコはやめたんです。謙虚ぶったり、かわい子ぶったりするのはやめた。だって「僕は素晴らしい」んだから、僕が「素晴らしい」「いい」と思ったモノはもう、臆面もなく「最高！」と言い切ることにしたのです。

もちろん、世の中にはいろんな考え方があって、いろんなやり方があって、僕の考え方・やり方だけが素晴らしいんじゃない。でも、きっとそれぞれ自分が素晴らしいと思っているから、それはそれで一人ひとりが伝えていいんだと思う。

だから、みんなが「自分が最高ーーー!!!」って、堂々と叫べばいいと思うんです。

陰でこそこそと、嫉妬や非難、陰口に時間を使っている暇があるんだったら、謙虚ぶらないで、かわい子ぶりっこしないで、さっさと告白すればいいんです。

「僕は、最高なんだーーーーー!!!」って。

すっきりします。気持ちがいいです。世界が変わります。

もう、そんな小さなお山の大将なんかやってないで、ここそこ自慢してないで、降りてきて一緒にもっと高いところに行こうじゃないか。

自分ではわからない自分の魅力に気づく

先日、大分で講演会を開いたときのことです。大分に住む知人が、湯布院の素敵な旅館を予約してくれていました。その旅館のおもてなしはとっても素晴らしくて、たたずまいも最高でした。

でも、予約してくれた知人はふと気づいたのです。僕が「大分に行ったら、とり天、だんご汁など、地元のものを食べたい。地方に行く楽しみってやっぱりこれやん」と言っていたことに。

「そうか、大分名物が食べたいんだ！」と。そして、旅館に連絡してくれた。

でも、素敵な旅館から帰ってきた答えは、「ありません……」。

そう、とっても素敵な旅館なので、懐石料理をご用意してくれていたんです。最高のおもてなしです。

むしろ僕の要望のほうが、旅館からすれば「と、とり天ですか……?」「だ、だんご汁ですか……?」「そ、それはないでしょ」ってなもんです。

豪華で最高級の懐石料理を用意してくれた旅館側は、「県外からわざわざお越しくださるのだから、最高級のおもてなしをしよう」と思っただけなんです。「懐石料理」が「うちの魅力」って思っていた。

でも僕は、高くなくても、素朴でも、地元の料理に魅力を感じていたんです。「地元の料理」なんて、地元にいたらいつでも食べられるし、高いものじゃないかもしれない。でも、僕はそんな料理に、「懐石料理」よりも魅力を感じていたんです。

地元の人間には、地元の魅力は「当たり前」すぎて気づかない。

県外の人に売り出せるブランドがあるのに、地元の人は気づいていない。

でも、県外からきた人に「ここが魅力だよ」と言われても、なかなか受け容れられない。「え、こんなのふつうですけど」と。

逆に、地元の人間が魅力や売りだと思っていることは、他所からみたら意外とそうでもない。

こういうことなのかな、って思います。

で、僕は人間の「魅力」や「長所」も、こんなものじゃないかと思うのです。

自分では、自分の魅力に当たり前すぎて気づかない。

他人にアピールできるところがあるのに、自分ではまったく気づいていない。

で、他人から「ここが素敵だよ」と言われても、なかなか受け容れられない。「え、こんなのふつうですけど」と。

逆に、自分が魅力や売りだと思っていることは、他人から見れば意外とどうでもいい。

あなたの本当の魅力、売り、長所は誰かが教えてくれること。自分では、もうすっかり当たり前すぎて気づいていないこと。

だからあなたがすべきことは、誰かが教えてくれた魅力、売り、長所を素直に受け容れることなのです。

これを「大分のとり天・だんご汁の理論」と言います（笑）。

他人からどう思われても、自分の道を行く

僕は、「折れない自信って、ありのままの自分を素晴らしい、ダメな自分でも、それでも自分には価値があると信じることだよ」と、セミナーやブログなどいろんな場面でいろんな人にお伝えしてきました。

そしたら、あるとき、僕の担当編集者さんが、「だから、坂本龍馬ってすごいことができたんですね」と言ってきました。

僕は、突然のことに「は?」です。

で、よくよく聞いてみると、彼女がどうして「坂本龍馬」と僕のお伝えしている「折れない自信」を結びつけたかというと、次の短歌がきっかけでした。

「世の人は　我を何とも　言わば言え　我がなすことは　我のみぞ知る」

彼女の意訳ですが、「世間の人がなんと言おうと、自分がやっていることの価値は自

分だけが知っていればいい」というところでしょうか。

担当編集者さんいわく、

「坂本龍馬って、幕末の乱世のなかで、身分の高い人物でもなく、確たる組織にも属さないのに、つまり、『付け足しの自信』もないのに、薩長同盟や日本初の株式会社をつくるなど、大きいことや独創的なことができたのは、心屋さんのいう『折れない自信』があったからですね」

だそうです（笑）。

なるほど。でも、たしかにそうかもしれません。

他人がどう言おうと、自分がいいと思ったことをする。

他人からどう思われようと、自分がいいと思えばいい。

自分を信じて、自分の道を進むときは、もうダメだと思うときでも、失敗したときでも、反対されたときでも、それでも「なんとかなる」と信じる。

他人がどう思おうと、他人から「ダメだ」と言われようと、「自分がいい」と思う道を行く。

坂本龍馬であれ、誰であれ、歴史に名を残す人や、世の中で大活躍する人は、そう信じて自分の道を進む人なのでしょう。

でも、一方で、自分を信じて、自分の道を進むということは、他人を信じて、他人の用意した道を進むより、大叩きを受けたり、大恥をかいたりすることも多くなるということです。

だから、それらを引き受ける「覚悟」することでもあるんです。

失敗して、恥をかく覚悟。

他人から批判されたり、非難されたりする覚悟。

嫌われたり、否定されたりする覚悟。

そういう「覚悟」があって、「それでも自分は素晴らしい」と信じるのです。

それができない人、自信がない人は、恥をかくことや批判・非難を受けることが怖いから、実力の範囲のなかの舞台で失敗しないようにしている。

失敗すると、自分の価値がなくなってしまうから、どや顔していられるように、まわりから叩かれないように、小さく収まって、嫉妬したり、陰で批判したりする。

そう、自信とは、「うまくいく」と信じることではなく、「うまくいかなくても、自分の価値は変わらない」「なんとかなる」と信じることなのです。

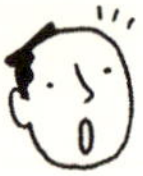

■4章　まとめ■

◎あなたの目標とする状態、理想に近い人に話を聞いてみる。その人たちの「当たり前」や「常識」を取り入れてみる。

◎あなたの人生を変える「答え」は、「ありえない」「それだけはやりたくない」と、これまで避けてきたことのなかにあったりする。

◎うまくいかなくても、「どうせ、なんとかなる」と信じる。

◎陰口をたたくよりも、堂々と「自分が最高！」と言ってみる。

◎覚悟をもって自分の道を進むためには、失敗したとしても、他人がどう言おうとも、それでも「自分は大丈夫」と信じることが大事。

5章

ゆっくりでいい、自信を育てる

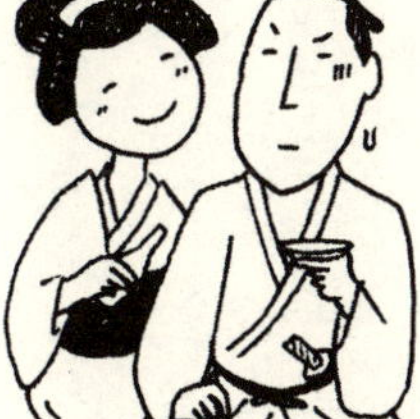

ここまで、「折れない自信」をつくる方法をお伝えしてきましたが、いかがでしょうか。

「なるほど！」とわかった部分も、いまいちピンとこなかった部分もあるでしょう。

それでいいのだと思います。

大事なことは、まずは、本書を読んで、なるほどと思ったことを一つやってみる。やってみてダメでも、また、やってみる。

そうやって自信って「育っていく」ものじゃないかと思うのです。

「起きている問題」を、考え方を変えるチャンスにする

「弱い自分」「ダメな自分」「何もない自分」も含め、ありのままの自分、素のままの自分を「好き」「素晴らしい」「価値がある」と思う、信じることが「折れない自信」だとお話ししてきました。

でも、このことが頭でわかっていても、ついつい自分を信じる気持ちを見失ってしまうこともあります。で、「自分なんてダメだ」って落ち込んだり、「弱い自分」「ダメな自分」を隠そうと虚勢を張ったり、張りぼてのような自信を積み重ねたり。

恥ずかしながら、僕自身も、いまだにそういうところがあります。

でもね、それでいいんじゃないかと最近では思うのです。

そういうことを繰り返しながら、「ああ、自分はこれでいいんだ。この自分がいいんだ」と再確認する時間が自然と増えていけばいいのかなぁって、そう思うんです。

たとえば、人生を、一車線しかない狭い道路だと思ってみてください。

運転する人はあなた一人です。「ついついスピード出しすぎる」とか、「気づいたら右に寄りすぎる」とか、「運転のクセ」って誰もが一人ひとり違います。それが人生では、「ついついがんばりすぎてしまう」とか、「気づいたら、一つの価値観に凝り固まってしまう」という、一人ひとりで異なる「考え方や価値観のクセ」です。

で、当然のことながら、スピードを出しすぎたり、右に寄りすぎたりすれば、ガードレールにガツンとぶつかってしまうことだってあるでしょう。ぶつかって車がへこんだり、自分がケガをして、痛い思いをしたりもするわけです。

このガードレールにぶつかったときというのが、人生においては、「自信を失ったとき」「うまくいかないと感じたとき」「問題を抱えたとき」なんだと思うのです。

つまり、がんばりすぎたり、一つの価値観に凝り固まりすぎていたりするから、問題にぶつかってしまう。

だから、目の前で起こっている「問題」は、ガードレールのように、自分が暴走しないよう、落ちないよう、止めてくれたんだ、と気づいてほしいのです。あなたを守ってくれたのだと気づいてほしいのです。

問題が起きたときに「なんで問題が起こるのよ！」と怒るのは、ガードレールにぶつかったときに、「なんでこんなところにガードレールがあるのよ！」と怒るようなもの。ガードレールをなんとかしようとするのではなく、自分の運転のクセを見直せばいい。

つまり、**うまくいかない出来事やアクシデントは、「考え方や価値観のクセを直すチャンスだよ」と教えてくれているのです。**

人生は、当たって、当たって、当たって、を繰り返しながら、前に進んでいけばいい。

問題が起こってもいいし、悲しいことが起こってもいい。人にいやなことを言われたり、貧乏になったり、ケガをしたり、病気になったりしてもいい。

そんなふうにいろんな出来事に当たって、当たって、当たって、それでも、その都度、「考え方や価値観のクセ」を直しながら運転していれば、知らないうちに、ずっと前に進んでいるのです。

晴れの日も、雨の日もある

「自分を信じる」という意味の「折れない自信」を育てている最中も、ふと、その土台を揺るがすようなことは起きるものです。

たとえば、信頼していた人から裏切られたり。

職場の人間関係がこじれて、どうにも収拾がつかなくなったり。

大切にしていたものを、メチャクチャに壊されたり。

一生懸命やった仕事が、あっけなく失敗に終わってしまったり。

人生にはいろいろな出来事があるのです。

そのときに、その出来事をきっかけに「自分はダメだ」と思うのか。

「自分はダメではない、こんな日もある」「自分は素晴らしい。けど、こういうこともある」と思うのか。

どう思うのかで、その後の人生は変わってくるのです。

地球もまわっている以上、晴れの日も、雨の日も、雪の日も、日照りの日も、台風の日もやってきます。

「晴れの日ばかりでないとダメ」とばかりに、それらにいちいち過剰反応するのではなく、「ああ、雨だなぁ。傘をさそう」「ああ、台風だなぁ。雨戸を閉めよう」でいいのです。

仕事をしている以上、ダメなときもいいときもある。うまくいかないことも、落ち込むこともある。

でも**「成績は右肩上がりを続けないとダメ」とばかりに、いちいち過剰反応するのではなく、「ああ、成績が悪かったんだなぁ。それなら、やり方を見直してみよう」「ああ、大きな失敗をしてしまった。でも、次にできればいい」でいいのです。**

晴れの日もある。雨の日もある。うまくいく日もある。いかない日もある。

でも、それと「自分の価値」とは関係がないのです。

自分らしく、自分に正直に生きる

身の回りに、悩みや問題が起きるときは、たいてい「自分らしくない」ときです。本当はできない人なのに、できるふりをしてみたり。本当はのんびり屋さんなのに、チャキチャキせかせか動いてみたり。本当は怠け者なのに、働き者のふりをしたり。本当は怒っているのに、全然気にしていないふりをしたり。本当はやさしいのに、悪い人のふりをしたり。

そんなふうに、**自分にウソをついているとき、自分らしくないときに、目の前に問題が現れます**。

でも、それは、

「それは、あなたの本当の生き方じゃないよ」

「誰になろうとしているの」

と、教えてくれているんじゃないかな、と僕は思うのです。

そんなときは、

「ああ、これは私が本当にしたいことではないんだな」

「嫌われると思っているから、自分らしさをガマンしているだけなんだな」

と自分の本当の気持ちに気づいてあげてください。

で、気づいたら、少しずつでいいから「自分らしさ」を出してみてください。

その「自分らしさ」のなかには、自分のダメなところ、自分のイヤなところ、怒りや悲しみ、劣等感などの負の感情も含まれます。

それも「自分らしさ」の一つですから。

「自分らしさ」を大事にすることは、自分を大事にすることです。

ダメな自分でもイヤな自分でも、ありのまま、そのままの自分を大事にする。

それが自分らしく生きるということです。

自分らしく生きていると、時には自分らしく生きていない人からは理解してもらえずに、攻撃を受けることもあるでしょう。

「悪口や批判から、自分の心の奥深くの本音を知る」という項目で書いたように、悪口や批判は、ある種の「私も本当はあなたのようにしたいのに」という妬みや、やっかみなんです。

ただ、攻撃する人たちは、そんなことにすら気づいていなくて、「正しさ」やその人の価値観をぶつけてくることもあるでしょう。

自分らしく生きることは、そんなふうに、自分らしく生きていない人を刺激することもあります。

それでも、自分らしく、自分に正直に生きる。

それが自分を信じて生きることです。

「でも」という言葉の前にある本音を大事にする

目の前の相談者が、「でも」という言葉を発したとき、僕は、そのあとに続く言葉ではなく、「その前に何を思った？」と問いかけます。

「本当は休みたい。でも、休んだらダメ社員って思われる」

「本当はその仕事、私がやりたい。でも、でしゃばりだと思われる」

このように、「でも」で区切った前の言葉に本音があるのです。

そこに相談者の「やりたい」「やめたい」「好き」「嫌い」などの「本音」や「本当の感情」が詰まっているのです。

「本当は休みたい」「本当はその仕事、私がやりたい」って。

けど、みんな「でも」のあとの言葉を大事にしようとするのです。

「ダメ社員と思われたくない」「でしゃばりだと思われたくない」と考えてしまう。

これらは本音ではありません。だから、「ダメ社員と思われない方法」や「でしゃばりだと思われない方法」を考えたって、意味がないのです。

それよりも、「でも」って言葉の前にある本音に気づいてほしい。気づいたら抑えつけないで、大事にしてあげてほしい。

だから、僕は相談者には、「でも」の前の気持ちを「勝手にないことにしたら、あかんで」「勝手に抑えたらいかんで」「勝手にあきらめたらいかんで」と言います。

「でも」って言葉の前にある「本音」を見て見ないふりをしてたら、悪いことのように扱ってたら、何も変わりません。

そんなこと続けてたら、自分のこと嫌いになっちゃいます。

「でも」の前にある、自分の「やりたい」「やりたくない」「好き」「嫌い」。

それは、あなたの本音。

世界はもっと優しいんだから、「でも」の前の気持ちを、大事にしてみませんか。

自分を磨くには、古い意識や価値観を削ぎ落とす

才能は「磨くもの」です。

ただ、僕はこの「磨く」って、努力して、訓練して、資格をとって、知識をつけて、などの「足す」行動のイメージをもっていました。

でも今は、**「磨く」って、自分にこびりついているもの、よいと信じて付け足してきたものを削ぎ落としていくことではないか、と思っています。**

「磨く」は「引く」じゃないかな、って。

小さなころから染みついている親の価値観や世間の価値観、自分が常識だと信じていること、自分の決めた限界、劣等感や罪悪感、「相手にすごいと思われたい」という気負いや、「見返してやる」という気持ちを削ぎ落としたときに、自分の「本来の才能」って花開くんじゃないかなって。

自分にこびりついた考え方や染みついた古い意識、価値観といったようなものを削ぎ落としていくことが、自分を「磨く」ことなんじゃないかと。

大人になるにつれて付け足してしまったいろんな思いを削ぎ落として、自分の本心に近づいていく。

そうすると、才能は開花するのではないでしょうか。

何もない木から仏像を彫り出すかのように、「自分」という、今まで生きてきた世界のなかから「本当の自分」を彫り出す。

そんな「本当の自分」を救い出し、楽しんでいく作業。

それを、「自分磨き」というのではないかと思います。

劣等感と仲良くする

誰にでも、劣等感はあるものだと思います。

「私には劣等感がありません」「自信満々です」という人がいたら、逆に怖いなぁと思ったりもするのです。

だから僕は、劣等感は、「あっていいもの」「あるのが普通のもの」ではないかと。

「劣等感」って、誰かと比べて、自分を小さく感じたときに抱く感情です。

「自分はあの人より小さい」「自分はあの人よりできない」「自分はあの人より未熟だ」と感じたときに、劣等感を抱きます。

人のなかで生きているかぎり、他人と比べることはなくなりません。自分を誰かと比べることで、自分を知ることができるからです。

自分は「あの人」より「大きい、小さい」「できる、できない」などと比べることでしか、知ることができないものもあるからです。

だから、**劣等感は「ある・なし」の問題ではなくて、「それをどうするのか」が問題だと思うのです。**

劣等感でいっぱいだったころの僕は、自信満々な人になりたくて、劣等感を隠して、強がっていました。劣等感を「なかったこと」にしようと躍起になっていたのです。

だから、恥をさらせない。失敗できない。チャレンジできない。

知識だけを仕入れて知ったかぶりをしたり、本当は好かれたいのに「好かれなくていい」とすねたり、好きじゃないふりをしたりしていました。

劣等感をなかったことにしようとしていたからでした。

劣等感はあっていいのです。

ただ、**劣等感は「ある」と認めながらも、「他人とはこれだけの違いがあるんだ」と、自分を知るためのモノサシとして、付き合っていけばいいんじゃないかなと思います。**

「わかっちゃいるけど、やめられない」自分を許す

「わかっているけど、できない」

「わかっているけど、やめられない」

そういうことって、ありますよね。

たとえば、ダイエットしても痩せられなくて悩んでいる人に対して、一番の答えは、「食べない」ということですよね（笑）。それは誰もがわかっていることです。

で、それをアドバイスしようもんなら「それは、絶対にやれない」「それだけはできない」とのたまう（僕もそうでしたから、ええ、よくわかります）。

で、それがイヤだから「食べながらダイエット」なんていう無茶な方法を探す。で、やっぱりうまくいかなくて、痩せられない。

これがうまくいかない人の特徴だったりします。

でもね、それは、言い換えると、**「本当にはわかっていないから、できない」「本当にはわかっていないから、やめられない」なのです。**

僕もずっとダイエットができませんでした。でも、ダイエットしたほうがいいということは、「わかっている」つもりでした。

ただ、「食べない」と、すぐにおなかがすいてしまいます。大好きなおいしいものも食べられなくなってしまいます。そんな状況は、耐えられなかった。

つまり、「わかっちゃいるけど、やめられない」の正体は、実は「やりたくない」「やめたくない」なのです。

それを「するメリット」よりも、それを「するデメリット」のほうが大きい、と本心では考えているわけです。

「やるほうが損」だと信じているのです。

そもそも、「やりたくない」のですから、「やるほうが得」とは「わかっていない」。

「わかっていない」から、「やらない」のです。

でもね、そんなときは、

「ああ、自分は、そこまでやりたくないんだな」

と、今の自分の気持ちに気づいてあげてほしいのです。

「怖い」から、「やるほうが得と思えない」から、「やりたくない」から、やってないんだなぁと、そういう自分も認めてみる。許してみる。

まずは、できない自分、やめられない自分を、「自分で責めるのをやめる」ことから始めてみてほしいのです。

それだけでも、いつしか必ず変化は訪れますから。

「できないこと」を、できないままにする

僕は昔から、わりとなんでも自分一人でやろうとするところがありました。

しかも器用貧乏なのか、やろうと思えば、そこそこ、なんとかこなせたのです。クオリティは低いとしても、自分のやり方でずっとやっていけたわけです。

「できない」「やれない」を言えなかったサラリーマン時代のことです。

そんな僕ですが、最近は「できない」「やれない」を言えるようになりました。他人にお願いして、おまかせすることができるようになりました。

たとえば、スタイリストさん。ファッションについて、プロのアドバイスをもらうようにしたのです。すると、自分では選ばないような組み合わせを提案してくれます。

「本当に似合うのかな」と半信半疑ながらも着てみると、まわりからの評判がよかったりして、「さすがだなぁ！」と驚いたり。で、そのことで僕自身もうれしかったり。

こうした「人にまかせる」という行動をとるようになって、気づいたことがあります。**人というのは、「人を助ける能力」と、「助けてもらう能力」が必ずあるのだな、と。だから、できないところは、克服しないでもいいんです。**

逆に本人が気づかないうちに、自分が役に立つとは思ってもいないところで、驚くほど人の役に立っていることもあるのです。

今回のファッションの場合でも、僕に「ファッションセンスがない」というところが、スタイリストさんの「役に立っている」のです。「役に立たせている」のです。

だから、**「できない」というのは、実は素晴らしいことなのです。**

以前の僕は、自分がおなかがすいたときに、魚が欲しくても、他の人が苦労して釣った魚をもらうのはよくないと思っていました。なかなか釣れなくても、なんとか自分で釣る努力をしなくちゃと、無理してがんばっていました。でも、ものすごく時間がかかるし、なんとか釣れたとしても、イワシ1匹、なんて。

ある日、「釣ってもらえばいいんじゃないか」と思いたちました。でも、自分の苦労を他人に押しつけているような気がして、最初のうちはちょっとイヤだったのです。

だけど、魚を釣るのがとびきり上手で、楽しすぎてたくさん釣ってしまって、一人ではとても食べきれなくて、人に分けたい人もいっぱいいることに気づいたのです。だったら、釣るのはその人にさせてあげて、料理も誰かにまかせて、僕は、魚をおいしくいただくことだけをやればいいんじゃないかなぁと。最後には片付けもまかせてしまう。

助けてくれるみんなに感謝しながら。

今までは、〝罪悪感〟だったことでした。

「できないこと」を、義務感や他人の目線を気にして「克服すること」は、自分も苦しくなる原因でもありますが、あなたのまわりの人が、「あなたの役に立って喜ぶという、その喜びを奪ってしまうこと」でもあるのです。

あなたができないことを克服すると困る人が、世の中にはいるのです。

「できないところがある人のほうが素晴らしい」というのは、そういうことです。

もちろん、「克服するのが楽しい」「釣れない魚を釣れるようになるのが楽しい」人はそのままでいいんですよ。

苦手なことは人にまかせる

都会で暮らす、ある男が言いました。

「どうせ、俺はみんなみたいに野菜が作れないんだ」

「みんな美味しい野菜を作っているのに、俺は食べることしかできない。しかも、料理を作ることだってできないんだ」

って聞くと、「はぁ？」と思いますよね。「いや、別に作れなくていいでしょ」って。

そんな人がいるかと思えば、野菜を作るのが大好きで得意な人もいるし、料理を作るのが大好きで得意な人もいる。

みんな、何かが苦手で、みんな、何かが大好きで得意で。でも、得意なことを自分ではたいしたことないと思ってしまっていて。

ほんとは、みんな、一つのことしかできなくてもいいのかもしれない。

ほんとは、みんな、変態・変わりモノでいいのかもしれない。

そんな「凹」なみんなが、そんな「凸」な人たちが、好きなことだけをして、苦手なことを人にまかせて、自由気ままに生きることで、「凸」で、「凹」を埋めあって、世の中は「ぴったり」回っていくのかもしれません。

さて、僕もこれから、自分では作れない服を着て、自分では作れない携帯電話とカバンをもって、自分では運転できない新幹線に乗って、居眠りしてる間に東京に着くんだ。

そんで仕事が終わったら、自分ではさばけないお肉を、自分では作れないタレにつけて、自分では作れない建物の中で、自分には仕組みさえわからない冷房に当たりながら、美味しい焼き肉を食べて、「まいうーーー!!!」って、「ありがとうーーー!!!」って、言うんだ。

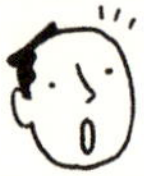

■5章　まとめ■

◎たとえ、問題にぶつかっても、その偏りを直しながら進むうちに、いつのまにかまっすぐ前に進んでいる。

◎身の回りに問題が起きるときは、たいてい「自分らしくない」とき。「でも」という言葉で、自分の本音を消してしまわないこと。

◎自分磨きには、「足し算」よりも「引き算」。自分にこびりついているもの、よいと信じて付け足してきた余分なものをそぎ落としてみる。

◎「がんばる」ことは、「努力」や「ガマン」ではない。

◎劣等感はあって当然。むしろ、劣等感とどう付き合うかのほうが大事。

6章

自分を信じて生きるために大切なこと

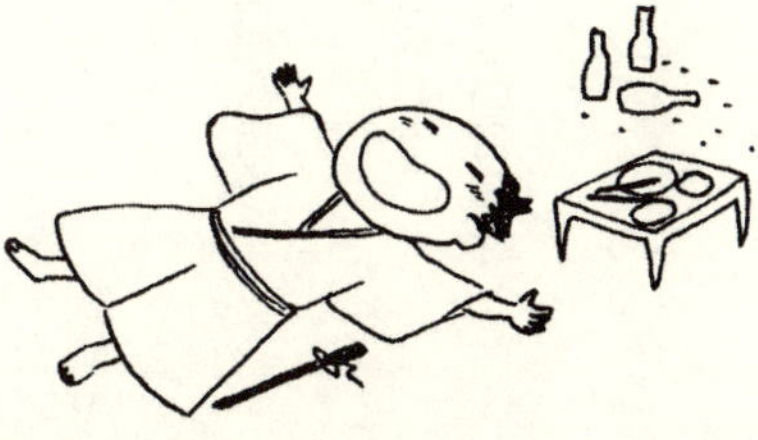

「折れない自信」をつくるための習慣はいかがでしたか。

「ダメな自分」でも「うまくいかない自分」でも「不器用な自分」でも、どんな自分でも「素晴らしい」と思うこと。

ありのままの自分、素のままの自分には価値があると信じること。

いつでも、何をしようとも、そう信じることが「折れない自信」です。

とはいえ、ついつい、「信じられない」ということもあるでしょう。

そういうときには、本章を読んで、再確認。

「ああ、自分は素晴らしいんだ」って。

本章は、そういう章です。

とにかく好きなことだけをやる勇気をもつ

サラリーマン時代、僕は計画や目標を立てて、その進捗状況を確認しながら、仕事をしていました。起業してからもしばらくは、目標や計画を立てて、仕事をしていました。

もちろん、そうしたおかげで、いろんなことができるようになったとも思うんですが、その反面、目標を達成するためには、つらいことも、やりたくないことも、ガマンしてやらなければいけないし、達成できないと劣等感に襲われていたなあとも思うわけです。

で、あるときから、「勇気をもって」そのやり方を変えてみたのです。目標や計画を立てるのをやめて、ガマンしてがんばるのもやめました。

代わりに、何をしたかというと、**「自分のテンションの上がるもの」「自分がやりたいもの」「ふと思いついたもの」だけをやることにしたのです。**

そして、「テンションの上がらないもの」「やりたくないもの」「頭で考えたもの」はやめました。さらには、損得勘定などで「やったほうがいいもの」や、「やらないといけないもの」も、極力やめました。

これは、すごく勇気がいることです。

損もするし、人に迷惑もかける。常識から外れることもあります。

でも、そんな「夢中になれるもの」だけをやって、それ以外を「極力」やめてみたのです（完全にやめるのは、なかなか難しいので［笑］）。

すると、その結果、僕の想像をはるかに超えたものがやってきたのです。

でも、その想像を超えた結果の「原因」は、と聞かれると「わからん」のです。

「何をしたから」「何をやったから」でなく、ただ「夢中になれることだけやった」ら、なんか知らんけど、結果がついてきたのです。

強いて原因をあげるなら、「後先考えずに好きなこと、テンションが上がることだけをやった」のが、原因と言えるでしょうか。つまり、〝自分らしく〟生きてみた。

これが「なんか知らんけど」の魔法なんです。

夢が叶うとき、想像を超えた結果が出るとき、ヒット作が生まれるとき、大成功するとき、必ずもれなくついてくるのが、この「なんか知らんけど」の魔法です。

世の中、そんなにすべてが理論や分析で説明できるものじゃないです。ヒット作と同じことをしても、ヒットするとは限らないのです。

「とにかく好きなことをやる勇気」をもってみてください。そして、同時に「迷惑かける勇気」「怒られる勇気」「嫌われる勇気」「愛想尽かされる勇気」も。

僕も、本当にたくさん迷惑をかけて、まわりの人たちにたくさん支えてもらってこその結果なのです。

これは、仕事だけじゃなく、人間関係にも、恋愛にも、お金にも、たぶん、あらゆることに当てはまるような気がします。

行き当たりばったり、に生きる

僕は風水を知っているわけでもないですし、占いができるわけでもないのですが、ここ数年、「運気を上げる方法」ってこうなんじゃないかな、って感じることがあります。

それは、「運の流れ、運の気の邪魔をしない」ということです。

がんばっても運が悪ければダメだし、ガマンしても、しなくても、運の気が向けばうまくいくし。

だったら、運気が悪いときは、「ガマンしない」「がんばらない」「もがかない」でいい。運気がよければ、これまた「ガマンしない」「がんばらない」「もがかない」でも、運の流れに乗って、どんどんうまくいきます。

つまり、「ガマンしない」「がんばらない」「もがかない」ということです。

で、運気しだいで、運の流れにまかせるんだったら、「予定を立てる」「目標をもつ」

「計画を立てる」こともある意味、無駄です。だったら、「行き当たりばったり」でいいじゃないかと思うことです。

「ガマンしない」「がんばらない」「もがかない」でいい。運の流れに逆らうように「自分の力でもがく」「なんとかしようとふんばる」のをやめるということ。

「いいかげん」に「適当」に、「なんとかなる」と思って生きるとも言えます。

これが僕流の「運気を上げる方法」だったりします。

この方法は、これまでの僕の人生とは「真逆」だったんです。だって「いいかげん」「適当」「なんとかなる」は、それこそ、僕の一番いやがっていたことだったんです。が、それをやるようにしてみたのです。

それは「何があっても、自分は大丈夫（かも）」と思えたからこそ、できたことでした。あるいは、「何が起こっても、受け容れる」という覚悟、決意、腹を据えたからできたことでした。「傷つく覚悟」ができたからともいえます。

そのうえで、自分が本当にやりたいことをしようと決めました。やりたくないことは、きれいさっぱり、やめました。

そうしたら、不思議と運の流れに乗れた気がします。

運の流れ、運の気の邪魔をしない。

流れに身をまかせる。

これは、「何があっても自分は大丈夫」と思えた人、「何が起きても、受け容れる」と決意した人、傷つく覚悟ができた人だけに、できることなのかもしれません。

もちろん、運の流れには、「不運」に見えるものも、交じっています。それさえも、慌てず、焦らず、ただ乗ってみる、味わってみる。

幸運に見えるものは、騒がず、奢らず、ただ、乗ってみる、味わってみる。

これが僕なりの「運気を上げる方法」です。

なんか知らんけど、いいよ。

流れに身をまかせながら自分の力で泳ぐ

ある日、泳げないのに、海に行ったと想像してみてください。

自分一人で海で泳ぐのは怖かったので、浮輪をもらいました。悠々と波に揺られたりして海を楽しみたかったので、浮輪をたくさん集めました。

でも、浮輪を集めても集めても、波が来て浮輪をさらっていってしまいます。残った一つの浮輪にしがみついたりします。とっても波を楽しむどころじゃありません。

だから、浮輪がなくても海を楽しめるよう、プールで練習しました。

後日、少し泳げるようになったので海に行きました。念のため、浮輪はもって、砂浜からゆっくりと、沖へと進んでいきます。

「浮輪、もういらないかも……」そう思った瞬間、突然、足がつかない深さにきて、ドボンと頭まで沈んでしまいました。

とたんにパニックになって、「やっぱりまだ浮輪が必要だ！」と思いました。

でも、浮輪をしていると、うまく泳げません。せっかくできるようになったクロールや平泳ぎも浮輪をしていると難しい。だから、いつまでも浮輪を持ったまま、波打ち際から離れられません。

沖で自由に泳げる人たちがうらやましくてしかたありません。でも、怖いのです。

沖のほうから、みんなが「こっちにおいでよ！」「楽しいよー！」って声をかけてくれます。でも、怖くていけません。浮輪も手放せません。

そんなことが続くと、だんだんと気持ちがいじけて、頑なになってきます。

沖では、心屋というおっさんが、「浮輪なくても、体が浮くから泳げるんだよ～」「浮輪を外して、力を抜いて体を波に預けると、ほら、体が浮いて無理に力を入れなくても泳げるでしょ～」なんて、気楽なことを言っています。

「バカじゃないの。アンタ、脂肪が多いから浮くんでしょ」と、余計に腹が立ちます。

たとえ話を長々としましたが、この浮輪のことを、僕は人生という海では、「資格」

とか、「貯金」とか、「努力」とか、「がんばる」とか、「安定」などと言うんじゃないか、と思ったのです。

僕も長い間、「泳げない」と思って、ずっと浮輪にしがみついて生きてきました。波にさらわれて、浮輪を流されて、必死に自力で泳いだこともありました。

でも、泳ぎつかれて、バタバタと泳ぐ（がんばる）のをやめたときに、ふと、自分の体が浮いていることに気がついたのです。「あ、バタバタせんでも、僕、泳げてるやん」と気づいたんです。

溺れている人を助けようとするとき、溺れている人が手足をバタバタさせて泳ごうとすると、助けられませんよね。それも同じ理屈なのかもしれません。

怖くても、浮輪を手放すと、流れというものが自分をいい感じに運んでくれるのです。

怖くても「資格」とか「がんばる」とか「安定」とかを手放して、流れに身をまかせながら、自分の力で生きてみませんか。

ゆっくりとお茶を飲む時間をもつ

先日、ふとテレビをつけたら、永六輔さんのお散歩番組『遠くへ行きたい』をやっていました。その番組のなかでの永さんと、京都の寺町二条にある有名なお茶屋さんとの会話が印象的でした。

お店の方が、「最近の若い人は、お茶はペットボトルで飲むものだと思っている人が多いので、うちではお茶っ葉から淹《い》れるというのを、大切にしていきたいんです」というようなことをおっしゃったのです。

それに対して、永さんは「そうですよね」と続けたあとに、

「僕は、実はそれよりも大切なことがあると思うんです。まずは、お茶を飲む時間を作るということが大切だと思うんです」

とおっしゃったのです。

僕は、どちらかというと、ゆったり構えるというよりは、つい急いでしまうクセがあるので、だからこそ余計に、永さんの言葉が心に響いたのだと思います。

かつての僕の人生における行動のモチベーションは、「義務」と「責任」と「罪悪感」、そして「劣等感」でした。おかげで、いろんなこともできたし、成長もできました。

でも、ずっと苦しかったのです。

「やらなければ」という義務と責任で生きてきて、その根っこには「悪いから」「かわいそうだから」という罪悪感や「ほめられたい」「すごいと言われたい」劣等感という気持ちがありました。

裏返せば、「役立たずと言われたくない」「できないやつと言われたくない」「嫌われたくない」という自己否定の気持ちがあったのです。

それをぬぐおうとして、必死にがんばってきたのです。

でも、がんばるのは、なかなかやめられないし、手も抜けない。努力して、ガマンして、無理して、がんばり続けないと「ダメ」だ。でないと、認められないし、居場所がなくなってしまうし、嫌われてしまう――。

そんなふうに思って、ずっとわき目もふらずにがんばってきました。

今思えば、そんな僕は、なんてせかせかしていたことでしょう。

何をそんなに急いでいるの、という状態だったでしょう。

そんな昔の僕に言いたいのです。

ゆっくりとお茶を飲む。

ゆっくりと瞑想する。

だから、折れる自信ばかりを集めてきてしまったときは、自信を失いそうになってしまったときは、あえてそうした時間を作ってみる。

ちょっと一呼吸おいて、ゆっくりと深呼吸をして、自分に向き合ってみる。

今は、そんな時間を大切にしたいなと思うのです。

必死になるのをやめて、手を抜く

あるテレビ番組を見ていたら、俳優の坂上忍さんが出ていました。彼は子役から始まって、約40年間、芸能界で活躍されています。

その坂上さんが「40年間生き残るために、意識していることはなんですか」と聞かれたときの答えがすごく心に残りました。

「適当に手を抜くことだね」と。

「だって、必死だと圧迫感がすごいでしょ」とも。

そしてさらに芝居だと、「稽古は一生懸命やる。でも、本番はいい感じに手を抜く」のだそうです。

「では、バラエティーに出たときは、どうなんですか」との問いには、「さらに手を抜く」って。

なんだか、笑えました。**「手を抜く」って、今の日本では、悪い言葉みたいに使われますが、言い換えると、心と体をゆるめて、リラックスして、自由になること。「よく見せよう」とか「こうするべき」とか、そういう「しがらみ」や「脅迫」から自由になること。そこには「怖れ」がない。**

だから、緊張が解けて、本来のパフォーマンスができるんですね。

ということは、「必死の人」「必死にがんばっている人」は、何かを恐れているということになります。

必死にならないと、がんばらないと、「批判される」「嫌われる」「仕事を失う」「笑われる」と恐れているのではないでしょうか。

僕も、ずっとそうだったからわかります。

でも、今は、たとえばテレビの収録時にも、必死にがんばったりしません。テンションは上がりますが、緊張もしません。

それは、やはり「手を抜いて」いるから。

「なんか、楽しいことが言えたらいいいな」「なんか、わかってもらえるといいな」「ステキなタレントさんと話せて楽しい」と、**「他人からどう思われるか」よりも、「自分がどうしたいか」を感じているからだ**と思うんです。

『解決！ ナイナイアンサー』の番組で出張ロケにいくときも、「ダメだったら、スタッフみんなとコケましょう」と、笑って撮影に入ります。

すると、面白いぐらい、感動の、大爆笑の番組ができあがったりします。

でも、今までの人生では、そんなことは知らなかったから、「必死にいいこと言おう」「必死に役に立とう」「必死に期待に応えよう」とがんばっていたように思います。

そりゃ、うまくいかんはずだわ（笑）。

神社の賽銭箱に1万円を入れてみる

僕がセミナーなどでよくすすめている行動に、「神社ミッション」があります。

簡単に言うと、「神社の賽銭箱《さいせん》に、1万円入れましょう」というものです。

神社でも、「いかにも、ご利益のありそうなところ」ではなく、「人気《ひとけ》のない、さびれたところ」だとさらにOKです。

とりわけ、「貧乏になるのはイヤだ」とか、「貯金したいのにできない」とか、「収入を上げたい」といった「お金」にまつわる悩みをもっている人に、おすすめしています。

お金にまつわる悩みをもっている人は、心のどこかで、「お金がないと幸せになれない」「お金がないと人生がうまくいかない」「お金がないと愛されない」と思っています。

「お金がないとダメ」という前提で生きているんですね。

そういう人に「お金がなくても大丈夫」「お金がなくても幸せに生きていける」「お金

がなくても人生なんとかなる」と言っても、心に響かなかったりします。

だから、「お金がなくても大丈夫」ということを感じる手始めの行動として「1万円」を、お賽銭箱に入れてもらっています。

「1万円」ってお賽銭箱に入れるには、かなりためらう金額です。その金額を「手放す」ことで、1万円という大金がなくても「大丈夫」「なんとかなる」「自分の価値はなくならない」ということを実感してもらうのです。

「損してもいい」「お金がなくても大丈夫」と感じるために、1万円を手放す。

「お金への執着」を手放すきっかけになったりします。


ちなみに、この神社ミッションを推奨していたら、僕のセミナーにきた人のなかに、「10万円入れました」「20万円入れちゃいました」という人が出てきました。

さすがに僕もビビりました（笑）。

折れない自信をつくるために大切なたった一つのこと

「折れない自信をつくる」のに、一番大切なことがあります。

それは、

「今までは〝ありえない〟と思って避けて、やらなかったことをやってみる」

ということです。

「ありえないことをやる」から、「ありえない結果が生まれる」のです。

でも、この「ありえないことをやる」のは、人によってそれぞれです。

「がんばる」だったり、「がんばらない」だったり。「お金をどんどん使う」だったり、「お金を使わない」だったり、「人に頼らない」だったり、「人に頼る」だったり。

人によって違います。もう、それぞれです。

その人だけの「ありえないこと」があるのです。

僕は、テレビや本、ブログなどでメッセージを発するとき、多くの場合、実は、たった一人に向けて書いています。

僕にインスピレーションをくれた誰かや、問い合わせやご意見をいただいた〝その人〟に向かって、書いています。

テレビ番組に出ているときは、目の前のタレントさん一人に向けて話しています。

ということは僕のメッセージは「すべての人に向けたものではない」ということ。

だから、当然、次のようなことも起こります。


たとえば、Aさんから、「いつも働きすぎて、苦しいんです」と言われたら、「がんばらなくていいんだよ」とブログを書いたりする。

すると、別のBさんから「いつもがんばれない私はどうすればいいんですか」と聞かれたりする。で、「こうやればがんばれるよね」というBさんに向けたブログを書きます。

すると、それ読んだCさんから「まだ私はがんばらないといけないんですか?」「がんばれない私はダメなんですね」ときたりする……。

つまり、誰か一人に対してメッセージを出すと、必ずその対極のメッセージが存在するということです。

ちなみに、この間、「お金が減るのが怖くて……」という人がいたから、「ジャブジャブ使ってみましょう」と答えたら、別の方から「いつも無駄遣いばかりしてしまうんですけど、ジャブジャブ使っていいんですか?」と聞かれました(笑)。いやいやいや。


だから、僕は、「がんばるな」と言ったり、「がんばれよ」とも言う。

「お金を使ったら」と言ったり、「使うのやめたら」とも言う。

「外に出なよ」と言ったり、「外に出るのはやめなよ」とも言う。

「どっちなんですか」と言われたら、「どっちもですよ」と言う。

「それ、矛盾してないか」と言われます。

でも、それが世の中です。

つまり、「万人共通の答え」なんてなくて、「その人だけの答え」があるということ。

そして、それらの答えは、矛盾に満ちているように「見える」けれど、それでいいんだ、ということなんです。

それだけのことなんです。

だから、**自分だけの「ありえないこと」をやってみる。**

誰かが言ったことではなく、誰かが決めたことではなく、自分で「ありえない」と感じたことを、やってみる。

やってみることで、世界が変わるんです。

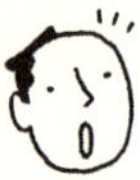

■6章　まとめ■

◎「好きなことをやる勇気」「迷惑をかける勇気」「怒られる勇気」をもってみる。

◎運の流れに逆らい、もがくのではなく、いいかげんに「なんとかなる」と、流れに身をまかせながら、自分の力で生きてみる。

◎「やらなければ」という義務からではなく、決意と覚悟をもって、本当にやりたいことをやってみる。

◎心と体をゆるめ、リラックスして、手を抜いてみることも大事。

◎自分だけの「ありえないこと」をやってみる。「万人共通の答え」ではなく、「あなただけの答え」を見つけること。

おわりに

本書でお伝えしてきたのは、新しい「自信のつくり方」です。

だから、今までの「常識」とは、逆のことであったり、「それはダメだ」と思って避けてきた方法だったりしたかと思います。本書を読み進めるうちに、「そんなの、信じられないよ」とか、「それはないわ」とか、「こんなことやっても、うまくいくはずない」などと、否定的な気持ちがわいてきた方もいらっしゃるのではないでしょうか。

それは、ごく当たり前の反応ですし、僕自身、これまでもたくさん出合ってきた反応です。

でも、よく考えてみてほしいのです。

このまま「足し算」の、「付け足す自信」の方法で、本物の自信がつくでしょうか。

「他人の目」「他人の評価」を気にしてばかりいて、「折れない自信」が育つでしょうか。

がんばって、実績を積み上げることで、一瞬、自信がついたように思えたとしても、それはやってもやっても限りなく続く、終わりのない「自信つけゲーム」です。

「底なし沼の不安」と同じなのです。

そのゲームから降りないかぎり、一生がんばり続けなければなりません。

ずっと、他人の目、他人の評価を気にして生きていくことになります。

ひとときも、気持ちが安らげない、不安と隣り合わせの人生になってしまうのです。

そんな見せかけの、付け焼き刃の自信ではなく、心の底からの自信、折れない自信、本物の自信を手に入れて、「平和な自分」「楽しむ人生」を生きてみませんか。

あなたが、あなたらしく生きることであらわれる「現実」を体感してみませんか。


ちなみに、カウンセラーになってからも、しばらくは、他人から評価されるために「がんばること」や「努力すること」しか知らなかった僕ですが、本書でお伝えした「折れない自信のつくり方」に気づいてからは、突然、現実が変わり始めました。

本が売れ始め、セミナーの集客が爆発的に増え、テレビに出演させていただく機会をいただき、それによって活動の場が増え、著書も200万部を超え、会社の業績も数倍になりました。

「折れない自信」に気づく前とはえらい違いです。

「折れない自信」に気づいた後の現実は、まるで奇跡です。


だから、本書を読んで「信じられない」「ウソでしょ」と思ったとしても、この方法をちょっとでいいから信じて、少しでいいからやってみてほしいんです。

だって、「やった」人にしか、この奇跡は味わえないんですもの。

「ありえない」ことをするから「ありえないこと（奇跡）」が起きるのです。

2014年3月

心屋仁之助

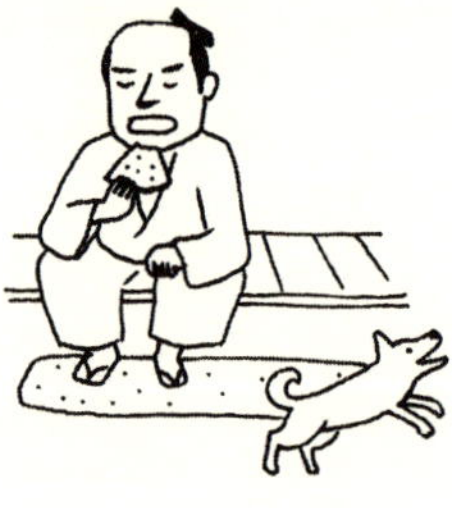

心屋仁之助　こころや・じんのすけ
兵庫県生まれ。性格リフォーム心理カウンセラー。大学卒業後、大手物流企業に就職、現場営業を経て、営業企画部門の管理職となる。19年間勤めた後、自身の問題解決を通じて心理療法と出合い、心理カウンセラーとして起業。著書に『すりへらない心をつくるシンプルな習慣』（朝日新書）、『性格は捨てられる』（中経出版）など多数。

朝日新書
456

折《お》れない自信《じしん》をつくるシンプルな習慣《しゅうかん》

2014年4月30日第1刷発行
2014年5月30日第3刷発行

著　者　心屋仁之助

発行者　首藤由之
カバーデザイン　アンスガー・フォルマー　田嶋佳子
印刷所　凸版印刷株式会社
発行所　朝日新聞出版
〒104-8011　東京都中央区築地5-3-2
電話　03-5541-8832（編集）
　　　03-5540-7793（販売）

Published in Japan by Asahi Shimbun Publications Inc.
ISBN 978-4-02-273556-0
定価はカバーに表示してあります。

落丁・乱丁の場合は弊社業務部（電話03-5540-7800）へご連絡ください。
送料弊社負担にてお取り替えいたします。

復活！自民党の謎
なぜ「1強」政治が生まれたのか

塩田 潮

自民党は2009年に野党に転落したが、わずか3年余で政権を奪還し「1強」体制を作り上げた。安倍首相が自力復活できた理由は何か、自民党はどこへ向かうのか。永田町を知り尽くした政治ジャーナリストが独自情報をもとに復活の真相に迫る！

資産価値を守る！大災害に強い町、弱い町

山崎 隆

資産価値の高い町の判別は、震災、水害、地盤沈下などの自然災害リスクを回避することで発展した「軍需産業史」と「鉄道史」でできる！ 臨海部の液状化を的中させた話題の不動産コンサルタントが、全国主要都市の安全・安心な住宅選びを解説。

金哲彦のはじめてのランニング
運動ゼロからレース出場まで

金 哲彦

走ることの魅力は何か？ そして「どう」走り始めればいいのか？ 市民ランナー指導の草分けである著者がモチベーションアップから実践的ノウハウまでを、レベルに応じ段階ごとにポイントを絞りわかりやすく綴る。「今すぐ走り出せる」決定版ランニング入門書。

リーダーのための歴史に学ぶ決断の技術

松崎哲久

戦いに勝つために、改革を断行するために……組織のリーダーが直面しそうな「状況」に、歴史上の指導者たちはどう立ち向かったのか。織田信長、坂本龍馬、原敬、田中角栄ら、日本史を彩る30人の決断を題材に、人間の生き方・攻め方・しのぎ方を考える。

朝日新書

続・一日一生

酒井雄哉

「誰にとっても、生きていることが修行なんだな」。比叡山・千日回峰行を2度満行、2013年9月に87歳で逝去した酒井雄哉・大阿闍梨。亡くなる3日前のインタビューを含む、珠玉のメッセージ集。ベストセラー『一日一生』待望の続編。

ほろ酔い文学事典
作家が描いた酒の情景

重金敦之

漱石のビール、ヘミングウェイのフローズン・ダイキリ、開高健のロマネ・コンティ、村上春樹のシングル・モルト、江國香織のグラッパ、川上弘美の日本酒……。作家をめぐる酒の話は尽きない。美酒と文学の豊饒な世界へと誘う好エッセイ。

アンチエイジング・バトル 最終決着

坪田一男

「食事は1日1回 vs. 1日3回」「運動は食前が良い vs. 食後が良い」など、アンチエイジングに関する健康ネタを取り上げ、錯綜する情報を整理する。日本抗加齢医学会理事長が、それぞれの分野の専門医が示す最新の研究成果を挙げて説明。

改革力
組織がみるみる変わる

上山信一

沈滞する組織を、どうやって劇的に変えるか？　橋下徹のブレーンで「ミスター改革」と呼ばれる著者が、豊富な体験を基に成功させるノウハウを公開する。戦略の立て方やリーダーの作り方など、企業・組織体改革の重要ポイントを伝授する。

戦争のできる国へ
――安倍政権の正体

斎藤貴男

日本版NSC、特定秘密保護法、集団的自衛権の行使解禁に向け暴走する安倍政権、行きつくのは「戦争のできる国」。そしてその裏には経済界の思惑がある……。安倍政権の正体を自民党憲法改正草案から読み解く、渾身のルポ。

朝日新書

折れない自信をつくる シンプルな習慣

心屋仁之助

自信をなくしたときは、頑張って結果を出すことで、自信を取り戻そうとしがち。でも、そうやってつくられた自信は折れやすい。TVで人気の心理カウンセラーが、あなたらしい、本物の「折れない自信」を育てるコツを伝授する。話題の『シンプルな習慣』第2弾！

不毛な憲法論議

東谷 暁

九六条と選挙制度、九条と自衛隊と日米安保、基本的人権とアメリカの正義——。本質が語られずに、条文の解釈に終始してきた日本の憲法論議。護憲派、改憲派、それぞれの主張を丁寧にたどりながらその病理を明らかにすることで、根本から憲法をとらえ直す。

肚《はら》が据わった公務員になる！

新しい仕事哲学と自分の鍛え方

中野雅至

今や「全体の奉仕者」なんて、本人も国民も考えていない。公務員の身分保障や社会的地位、将来像は？ 市町村から霞が関まで、彼らの実態を解明し、働き甲斐の指針となる「仕事哲学」を提議する。著者は市役所からスタートした異色の元キャリア官僚。

プロ野球 最強のホームラン打者

小野俊哉

通算250本以上のスラッガー66人の「本塁打偏差値」を求め、史上最強のホームラン打者は誰かを探って、868本の王よりすごい猛者たちも登場する物語である。さらに「シーズン70本」は可能か。大打者の勝負強さと特徴を分析したたくさんのエピソードが楽しめる。